2017年健康中国研究报告

鲍宗豪————主编

中国出版集团 東方出版中心

图书在版编目(CIP)数据

2017年健康中国研究报告 / 鲍宗豪主编. —上海：东方出版中心，2019.3

ISBN 978-7-5473-1397-8

Ⅰ.①2… Ⅱ.①鲍… Ⅲ.①健康—研究报告—中国—2017 Ⅳ.①R161

中国版本图书馆CIP数据核字(2019)第022033号

2017年健康中国研究报告

出版发行：东方出版中心
地　　址：上海市仙霞路345号
电　　话：(021)62417400
邮政编码：200336
经　　销：全国新华书店
印　　刷：上海万卷印刷股份有限公司
开　　本：710 mm × 1000 mm　1/16
字　　数：216千字
印　　张：17.25
版　　次：2019年3月第1版第1次印刷
ISBN　978-7-5473-1397-8
定　　价：99.00元

《2017年健康中国研究报告》编委会

主　　编

鲍宗豪

副 主 编

赵晓红　向　昆

数据建模分析

陆元鸿

编　委

（按姓氏笔画）

刘向朝　李汉卿　吴　鹏　宋　婕　张　艳

张　润　张爽爽　陈　红　周　雯　赵晓红

葛玉兰　鲍　琳

目　录

第一章
健康中国的使命和担当

健康是人类的永恒追求，是人民幸福的基石。党和政府始终把呵护人民健康作为奋斗目标。新中国成立以来，我国的健康事业取得了举世瞩目的成就，我国健康治理模式被世界卫生组织誉为“发展中国家典范”。2016年10月25日，中共中央、国务院印发了《“健康中国2030”规划纲要》。党的十九大报告明确提出要“实施健康中国战略”，绘制了我国健康事业发展的宏伟蓝图。

当前，我国正处在全面建成小康社会的关键时刻。推进健康中国建设，是全面建成小康社会、全面提升中华民族健康素质、实现人民健康与经济社会协调发展的国家战略，是积极参与全球健康治理、履行2030年可持续发展议程国际承诺的重大举措。

一　体现了全面建成小康社会的新要求

健康中国战略的提出，彰显了新时期我国决策层的人本情怀。健康是国家富强和人民幸福的重要标志，是人民最为关切的民生福祉。党的十八大以来，党和政府高度重视发展健康事业，切实尊重和保障人民的健康权益，形成了符合我国国情的健康模式，人民的健康水平显著提升，位居发展中国家前列。

在国际上，衡量一个国家或地区居民健康水平的通行指标是人均预期寿命、婴儿死亡率和孕产妇死亡率3项。根据统计数据，截至2016年，我国居民人均预期寿命达到76.5岁，全国孕产妇死亡率下降至19.9/10万人，婴儿死亡率、5岁以下儿童死亡率分别下降到7.5‰和10.2‰，[1]提前实现了联合国千年发展目标，赢得了广泛的国际赞誉。

2017年5月，国际知名期刊《柳叶刀》杂志发表了全球195个国家医疗质量和可及性的全球排名。我国1990—2015年25年间，医疗护理与质量指数（Healthcare Quality and Access Index，HAQ）从49.5提升到74.2（全球平均53.7），排名从第一百一十位提高到了第六十位，医疗质量进步幅度位居全球第三位。[2]

2016年7月，习近平总书记会见原世界卫生组织的总干事陈冯富珍时，提出要实施“健康中国战略”，为实现“两个一百年”奋斗目标打下坚实的健康基础。2016年8月，全国卫生与健康大会在北京召开。会上，习近平总书记提出“要把人民健康放在优先发展的战略地位”，明确了“以基层为重点，以改革创新为动力，预防为主，中西医并重，将健康融入所有政策，人民共建共享”的38字工作方针。2016年10月，《“健康中国2030”规划纲要》出台。2017年，“实施健康中国战略”被写进党的十九大报告。

由此，“健康中国”的美好蓝图已然绘就，健康成为当前中国的热点问题。实施健康中国战略，承载着我国党和政府对人民的庄严承诺和殷切关怀。

健康中国战略的提出，意味着我国健康治理模式的转向。1992年，世界卫生组织发布《维多利亚宣言》，明确提出健康的四大基

---

[1] 董子畅.2016年中国孕产妇死亡率为19.9/10万[N/OL].新华网，2017-01-21[2017-01-21].http://news.xinhuanet.com/health/2017-01/21/c_1120355943.htm.

[2] 王丽.《柳叶刀》发表医疗质量和可及性全球排名[N/OL].中华医学信息导报，2017-09-06[2017-09-06].http://www.cma-cme.org.cn/new_show.aspx?id=503.

石：合理膳食、适量运动、戒烟限酒、心理平衡。根据世界卫生组织的另一项研究：健康=60%生活方式+15%遗传因素+10%社会因素+8%医疗因素+7%气候因素。[1]统计数据显示，在我国人群死亡前十位疾病的病因和疾病危险因素中，人类生物学因素占31.43%，行为生活方式因素占37.73%，环境因素占20.04%，医疗卫生因素占10.08%。[2]

从数据可以看出，在影响人类健康的诸因素中，医疗所占比例并不显著，"以医疗为中心"的传统健康模式已经难以解决人的健康问题。缘此，世界卫生组织开始了由治疗医学向预防医学转变的健康革命。2010年，世界卫生组织向全球发出倡议，号召人们通过5种途径提升健康水平：锻炼、生活方式、健康促进、慢性病预防与开展以及国家卫生规划。

事实上，这种预防式的健康治理模式在我国有着悠久的历史，与我国中医"治未病"的传统一脉相承。古语云："上医治未病，中医治欲病，下医治已病。"《素问·四气调神大论》提出："是故圣人不治已病治未病，不治已乱治未乱，此之谓也。夫病已成而后药之，乱已成而后治之，譬犹渴而穿井，斗而铸锥，不亦晚乎。"朱震亨在《丹心溪法·不治已病治未病》中说："与其救疗于有疾之后，不若摄养于无疾之先；盖疾成而后药者，徒劳而已。是故已病而不治，所以为医家之法，未病而先治，所以明摄生之理。夫如是则思患而预防之者，何患之有哉？此圣人不治已病治未病之意也。"

近年来，人们对疾病的认识也由被动治疗转向主动预防上来。目前，我国很多医院已经开设了"治未病"科室或中心，这是现代医学和传统中医智慧的结晶。与"以医疗为中心"相比，这种未雨绸缪的"治未病"健康治理模式显然更富价值、更具有可持续性，拥有更

[1] 仲凤行.健康中国规划健康幸福[J].中国卫生,2016(3).
[2] 李滔,王秀峰.健康中国的内涵与实现路径[J].卫生经济研究,2016(1).

广阔的愿景，同时也更加能够提升人们的健康水准。

健康中国战略的提出，体现了新时期我国决策层的民生担当。当前，我国社会主要矛盾已经转化为人民日益增长的美好生活需要和不平衡不充分的发展之间的矛盾，这个矛盾在健康领域体现为人民群众日益增长的健康需求和医疗卫生事业发展的不平衡不充分之间的矛盾。随着物质文化生活水平的日益提高，人民对于健康的追求显得越来越强烈。

然而，现代化、城市化的快速推进，使得我国生态环境遭到严重破坏，给人民健康带来一定的影响。比如近年来的“雾霾围城”严重威胁着人们的呼吸道健康。同时，人们生活方式的改变，人口老龄化[1]的加速，等等，都使得我国人民群众面临着多重疾病威胁，呈现出多种健康影响因素彼此交织、相互叠加的复杂局面。

此外，在我国健康事业的发展中，区域差别、城乡差别等依然存在。优质医疗资源主要集中在经济发达地区和中心城市，北京、上海等地的统计数据遥遥领先，而不发达地区的综合医疗水平依然不尽人意。特别是偏远农村地区，缺医少药、看病难、看病贵的问题尚未根本解决，没有健康农村，就不可能有“健康中国”，“人人享有健康”也无从谈起。所有这些问题，都是我国全面建成小康社会进程中必须面对同时也是亟待解决的现实问题。

在此背景下，我国实施健康中国战略，必将伴随着经济社会发展方式的转变，从生存环境、生活方式、医疗保障等各方面全方位、全生命周期维护人民健康。健康中国战略把人民健康作为国策，彰显了中国政府的责任担当和民生情怀，必将给人民带来更多福祉。

以西藏为例，西藏健康中国进步指数高达7.46%，在健康中国进

[1] 据国家统计局统计，我国2016年60岁及以上人口达到2.31亿，占总人口的16.7%。预计到2020年，老年人口达到2.48亿，老龄化水平达到17.17%，其中80岁以上老年人口将达到3 067万人；2025年，60岁以上人口将达到3亿，成为超老年型国家。

步指数中拔得头筹。近年来，在中央财政和17个对口援藏省市的大力支持下，西藏的医疗卫生事业取得了长足的进步，在健康中国综合指数中排名第十。目前，西藏自治区以免费医疗为基础，以政府投入为主导，家庭账户、大病统筹和医疗救助相结合的农牧区医疗制度已经全面建立，疾病预防控制工作成效显著，藏医藏药事业得到振兴发展，西藏与内地医疗卫生事业差距不断缩小，居民主要健康指标持续提高。

二　彰显了中国参与全球健康治理的新担当

健康关系到全人类的共同福祉，健康促进是国际社会的共同责任。1946年7月，来自64个国家的代表在纽约举行了一次国际卫生会议，签署了《世界卫生组织组织法》。该法规定“享受最高而能获致之健康标准，为人人基本权利之一。不因种族、宗教信仰、政治立场、经济或社会情境各异，而分轩轾”。1948年4月7日，《世界卫生组织组织法》得到26个联合国会员国批准后生效，世界卫生组织宣告成立。自世界卫生组织成立伊始，维护人类健康一直是它孜孜以求的使命。2016年1月，联合国《2030年可持续发展议程》正式启动，“确保健康的生活方式、促进各年龄段所有人的福祉”是17项目标之一。目前，人口老龄化、慢性病负担、环境污染等带来的多重健康威胁，是中国和世界面临的共同难题。2016年9月，G20杭州峰会期间，对抗生素耐药性的关注被写进了《二十国集团领导人杭州峰会公报》。

根据世界卫生组织的研究报告，随着人类居住环境和生活方式的变化，目前，全球正处于史上疾病传播速度最快、范围最广的时期。新型疾病暴发之快前所未有。为了应对这样一现象，世界卫生组织呼吁全球携手化解威胁，因为“没有任何一个国家，不论它有多强大、多富有、科技多先进，能够独立预防、检测和应对所有公共健康面临的威胁”[1]。

中国一直积极参与全球健康治理，是医疗卫生领域国际合作的倡导者、推动者和践行者，积极开展对外医疗援助和全球应急处置，认真履行健康领域国际公约，勇于承担国际人道主义责任。扎实开展对外医疗援助，为国际社会提供了大量质优价廉的产品、技术、服务和制度保障，为全球健康事业发展作出了自己的贡献。自2008年起，中国为各非洲国家设立了30个疟疾防治中心，提供价值1.9亿元的青蒿素类抗疟药品。截至2017年6月，中国共有1 300多名医疗队员和公共卫生专家在全球51个国家工作，在华培养了2万多名受援国际医疗卫生管理和技术人才，建设了综合医院、专科中心、药品仓库等150多个标志性设施，提供了急救车、诊疗仪器、疫苗冷链等多批医用物资，向非洲多国捐赠抗疟药品，挽救了4 000万人的生命。

中医学历史悠久，源远流长，是世界传统医学中的一朵奇葩，历经几千年沧桑依然生机勃勃，是中华传统文化宝库中一颗璀璨的明珠。中医以其独特的理论体系和卓越的疗效，与西医共同承担着人类医疗保健及防病治病的任务。近年来，在我国的大力推广下，中医学的国际认同度持续提升。中医学已传播到全球183个国家和地区，成为中国与东南亚、欧洲、非洲等地区的卫生组织合作的重要内容。“中医针灸”列入联合国教科文组织人类非物质文化遗产代表作名录，《黄帝内经》、《本草纲目》入选世界记忆名录。据世界卫生组织统计，已有103个成员国认可使用针灸，其中29个设立了传统医学的法律法规，18个将针灸纳入医疗保险体系。

中国积极参与医疗卫生国际规则体系建设，较早签署批准《世界卫生组织组织法》，加入《麻醉药品单一公约》、《精神药物公约》，

[1] 何珊.世界卫生组织：全球面临新型致命疾病威胁［N/OL］.搜狐网，2007-08-27［2007-08-27］.http://health.sohu.com/20070827/n251806909.shtml.

响应《儿童生存、保护和发展世界宣言》。2016年,《中国—世界卫生组织国家合作战略(2016—2020)》在北京签署发布,回顾了中方与世界卫生组织过去在卫生政策、规划、技术、人力资源等领域的合作。2017年,中国签署《关于"一带一路"卫生领域合作的谅解备忘录》、《关于"一带一路"卫生领域合作的执行计划》,共同致力于与"一带一路"沿线国家在卫生应急、传染病防治、传统医学等领域的合作。

2016年11月21日,第九届全球健康促进大会在上海召开,来自全球126个国家和地区、19个国际组织的1 180多位嘉宾齐聚上海,共享发展成果与经验,昭示了中国在健康促进方面的长足进步和显著成绩。大会召开期间,中国在推动国际经验交流和共享的同时,利用"国家日"活动全方位展示了我国在健康促进方面的探索,为世界健康事业贡献"中国方案"。

多年来,中国一直致力于以实际行动落实联合国的健康目标。实施健康中国战略,是中国积极引领全球健康治理、履行国际承诺的重大举措。在"共同构建人类命运共同体"的伟大进程中,中国正在为建设一个更加美好的健康世界而不懈努力。[1]

三　大数据助力"健康中国战略"的全面推进

近年来,大数据开始在各行各业扮演颠覆性的角色,引起了各国政府的高度关注。2006年3月,英国启动"数据权"运动。2013年5月,英国设立了全球首个综合运用大数据技术的医药卫生科研中心。美国方面,2012年3月,奥巴马宣布美国政府投资2亿美元启动"大数据研究和发展计划"(Big Data Research and Development Initiative),将"大数据战略"上升为最高国策,并于2014年发布了

[1] 刘娟娟.中国引领全球健康治理[N/OL].新华网,2017-12-09[2017-12-09].http://www.xinhuanet.com/globe/2017-12/09/c_136804801.htm.

"大数据"白皮书，将大数据视为强化美国竞争力的关键因素之一。2016年6月，我国国务院办公厅发布了《关于促进和规范健康医疗大数据应用发展的指导意见》，明确了将大数据应用纳入健康发展的战略规划。大数据不仅可以运用于对突发公共卫生事件和流行性疾病爆发、健康事业发展等方面的分析和预警，亦可以通过对健康大数据的比对和分析，评估判断健康中国建设的现状和走势。

健康中国战略的推进，离不开对大数据的深入挖掘和广泛应用。目前，我国已经建立起了覆盖全国城乡的医疗卫生体系，城乡居民的健康状况持续改善。各省区市在健康事业发展方面已经积累了海量数据，但这些数据是孤立的、离散的，是半结构化或非结构化的。大数据时代，需要我们对这些数据进行发掘、整合，从中发现各省区市在健康事业发展中的一般规律和区域特点，衡量各省区市健康事业发展的客观水平，进而更有效地开展健康治理，推进全民族健康事业的可持续发展。

——健康中国指数总体水平。根据数据分析，在健康中国的五个维度中，健康管理维度得分最高，为84.22分。健康管理维度的测评内容主要是死亡率、预期寿命等关乎人们生存质量的关键性指标。健康管理这一维度得分最高无疑是一个令人欣喜的结果，这说明我国的基本卫生医疗体系运转良好，为人民群众的健康水平提供了坚强有力的保障和支持。健康保障维度得分最低，为53.77分，说明我国在健康事业发展方面尚存在很多历史欠账，需要进一步加大投入力度，逐步建立起与我国国力相称的健康保障体系。

表1–1　健康中国指数得分情况

维　　度	得　　分
健康中国综合指数	77.17
健康设施指数	74.24

（续表）

维　　度	得　　分
健康服务指数	70.52
健康管理指数	84.22
健康保障指数	53.77
健康环境指数	70.76

——31个省区市健康水平。中国是一个发展中国家，区域之间、城乡之间发展很不平衡，各省区市之间的健康水平有着非常大的差异。统计数据显示，上海、北京、浙江和江苏等经济发达地区综合排名位居前列，新疆、甘肃、海南、贵州与云南等经济欠发达地区则排在榜尾。从排名情况可以看出健康中国的建设水平与各地区经济发展水平、居民收入、健康资源利用效率等要素之间呈现出一种密切的正相关关系。以最直观的预期寿命为例，上海排在榜首，预期寿命是80.26岁，西藏排在榜末，预期寿命为68.17岁，上海比西藏高12.09岁。（2010年数据）

表1–2　31个省区市健康中国指数排名情况

排名	省区市	得　分	排名	省区市	得　分
1	上　海	88.72	8	天　津	79.29
2	北　京	88.35	9	内蒙古	78.10
3	浙　江	84.32	10	西　藏	77.78
4	江　苏	84.02	11	宁　夏	77.41
5	湖　北	80.45	12	福　建	77.35
6	山　东	80.35	13	辽　宁	77.25
7	广　东	79.66	14	四　川	76.85

（续表）

排名	省区市	得 分	排名	省区市	得 分
15	青　海	76.60	24	黑龙江	74.11
16	河　北	75.84	25	吉　林	74.08
17	重　庆	75.13	26	广　西	74.08
18	安　徽	75.11	27	新　疆	73.66
19	河　南	75.04	28	甘　肃	73.57
20	湖　南	74.85	29	海　南	73.56
21	山　西	74.72	30	贵　州	72.44
22	陕　西	74.72	31	云　南	70.29
23	江　西	74.67	—	—	—

——31个省区市若干核心指标比较情况。根据统计数据，31个省区市的若干核心指标排名表现出一种复杂交错的特点。以西藏为例，在每万人口医疗机构数、医疗开支占地方生产总值比重、每千老年人口养老床位数等多项指标中，西藏名列前茅。但在预期寿命、孕产妇系统管理率等指标中西藏则排在榜尾。由此可以看出，健康治理是一项极为复杂的系统工程，是生物学因素、环境因素、生活方式以及医疗卫生服务等多因素综合作用的结果。因此，健康中国战略的推进需要秉持一种“大健康”理念开展综合治理，方能达到预期成效。

需要指出的是，我国在传染病防治方面取得了长足的进步和显著的成效，构筑了“监测、筛查、救治”环节三位一体的传染病“防疫大堤”，整体防控能力快速提升。目前，我国已建成全球最大的传染病疫情和突发公共卫生事件网络直报系统，突发公共卫生事件信息平均报告时间从原来的5天缩短到4小时内，并具备了在72小时内检测300余种病原体的能力。[1]重大突发、新发传染病病死率明显降低。

以病毒性肝炎为例，根据世界卫生组织提供的数据，全球每年死于病毒性肝炎的人数约为150万。目前，病毒性肝炎仍是我国重大传染病防治重点之一。[2]为了控制病毒性肝炎流行，我们国家实施了预防接种为主、防治结合的综合防控策略，全面开展病毒性肝炎防治知识的宣传教育。加强甲肝、乙肝疫苗接种工作，提高适龄儿童接种率，我国儿童目前乙肝的病毒感染率逐年显著下降，2014年血清流行病学调查显示，1—4岁的人群乙肝病毒表面抗原流行率是0.32%，和2006年相比下降66.67%。全人群乙肝病毒表面抗原流行率已经低于7%，为人民群众的健康提供了有效保障。

——与G20国家及中等发达国家相比中国健康水平。《"健康中国2030"规划纲要》提出到2020年，实现中国主要健康指标居于中高收入国家前列的目标。因此需要将中国的主要健康指标分别与中等收入国家和高收入国家（G20成员国）分别作比较，观察中国在其中的综合表现和各项指标的具体排名情况，对中国在健康事业发展方面的优势和短板有一个更为宏观的认识，从而能够基于国际视野为健康中国战略的全面推进提供决策依据。

表1–3　与G20国家相比中国排名情况

指　　标	中国数值	排名
成人（女）（＞15岁）吸烟率（%）（由低到高排名）	1.8	1
成人（男）（＞15岁）吸烟率（%）（由低到高排名）	47.6	16

[1] 胡浩，傅双琪.中国已建成全球最大传染病疫情和突发公共卫生事件网络直报系统［N/OL］.新华网，2016–06–14［2016–06–14］.http://news.xinhuanet.com/politics/2016–06/14/c_1119039654.htm.

[2] 据估算，我国乙肝病毒携带者约9 000万人，其中约2 800万人为慢性乙肝患者；丙肝病毒感染者约有760万例，约456万为慢性丙肝患者。

（续表）

指　　标	中国数值	排名
成人（女）（≥18岁）肥胖率（%）（由低到高排名）	8.0	5
成人（男）（≥18岁）肥胖率（%）（由低到高排名）	5.9	5
成人（>15岁）平均饮酒精量（升/人/年）	6.7	5
成人识字率（%）	95.1	5
每万人口医院床位（张/万人）	38	8
新生儿死亡率（‰）	5.5	11
预期寿命（岁）	76.1	12
卫生总费用占GDP比重（%）（2012）	5.4	15
人均国民收入（美元）（2016）	7 820	15
每万人口医师数（人）（2007—2013）	14.9	15
人均卫生费用（美元）（2012）	322	16
人均政府卫生支出（美元）（2012）	180	17
安全饮用水普及率（%）（2012）	86	18

表1-4　与中等收入国家相比中国排名情况

指　　标	中国数值	排名
成人（女）（>15岁）吸烟率（%）（由低到高排名）	1.8	1
成人（男）（>15岁）吸烟率（%）（由低到高排名）	47.6	8
成人（女）（≥18岁）肥胖率（%）（由低到高排名）	8.0	2
成人（男）（≥18岁）肥胖率（%）（由低到高排名）	5.9	2
成人（>15岁）平均饮酒精量（升/人/年）	6.7	2
成人识字率（%）	95.1	2
每万人口医院床位（张/万人）	38	6
新生儿死亡率（‰）	5.5	10
预期寿命（岁）	76.1	9

（续表）

指　　标	中国数值	排名
卫生总费用占GDP比重（%）（2012）	5.4	11
人均国民收入（美元）（2016）	7 820	10
每万人口医师数（人）（2007—2013）	14.9	11
人均卫生费用（美元）（2012）	322	11
人均政府卫生支出（美元）（2012）	180	11
安全饮用水普及率（%）（2012）	86	10

根据统计数据，与中等收入国家以及G20国家相比，我国15个主要健康指标排名差异显著。排名靠前的指标更多的是与人们的生活方式或习惯等相关，如“成人（女）吸烟率”、“成人（女）肥胖率”、“成人（男）肥胖率”、“成人平均饮酒精量”等，体现了我国居民拥有较好的健康意识，生活习惯和生活方式较好。

我国的卫生费用支出等相关指标排名靠后。中国“人均政府卫生支出”为180美元，排名第一的美国为4 153美元；中国“卫生费用占GDP比重”为5.4%，美国则为17%。如此巨大的差距反映出我国健康事业发展任重道远，还存在非常大的进步空间。从当下中国的现实来看，“看病难、看病贵”问题尚未得到根本扭转。“因病致贫”、“因病返贫”等现象亦未绝迹，需要进一步加大投入，建立更加完备的医疗健康体系，逐步弥合与发达国家之间在健康投入方面的数字鸿沟。

第二章
健康中国指数的体系结构及其计算方法

从《中国卫生和计划生育统计年鉴》等统计年鉴中搜集的有关健康中国的32个指标数据，可以从不同侧面看出健康中国的发展现状，但是只有将分散于不同统计年鉴中的指标，整合为一个有机整体，即构建“健康中国的指数评价体系”，方能对健康中国作出系统性的解读，从整体上反映健康中国的水平、特色与走势。

一　健康中国指数研究报告框架结构

构建健康中国的指数评价体系要以“健康”的内在逻辑关联为依据，设置健康中国的不同评价维度。

（一）健康中国指数设置的评价维度

中共中央、国务院于2016年10月发布的《“健康中国2030”规划纲要》，承载着决策层对居民健康福祉的深切关注，广泛涵盖了保护和促进国民健康的服务体系及其支撑保障等各项条件，构建了一个健康促进和发展的系统性、综合性体系。为了紧扣健康中国战略的主题和要求，从不同维度揭示《“健康中国2030”规划纲要》的实施状况，健康中国指数评价体系设置了“健康设施”、“健康服务”、“健康管理”、“健康保障”以及“健康环境”五个维度，涵盖了健康基础设施投入、医疗卫生体系建构、居民健康指标、健康保障和社会保障、客观环境条件等诸多方面的内容（见图2-1），以保证全方位、多视角、多层次对健康中国建设进行考察和评估，进而给出全面系统的科学评估结果。

（二）五个维度之间的逻辑关联

健康中国建设作为决策层提出的国家战略，其建设蓝图不是由缺乏内在关联的目标简单拼接而成，其中的一系列既定目标具有深刻的内在联系，其实现手段和路径也必须具备应对新形势、新趋向的自我诠释和调整能力。

健康中国建设是一项系统工程，其既定目标、实现机制，需要在战略规划上取得逻辑自洽和内部平衡，而自我诠释和调整能力，则要有嵌入发展的、与时俱进的动态联络和整体相关性。就前者来说，需要在各个发展基本面上找到健康中国建设的接入点，在不同发展领域、发展部门之间取得兼顾与平衡。就后者而言，则需要时刻关注当前经济社会发展的前沿状况，切入发展实际，及时关联到发展过程中的热点、侧重点和突破点，随时作出积极的策略、手段以改进、调整来应对和容纳新的发展趋势和新的发展需求。

“健康设施”维度设置了“每万人医疗卫生机构数（个/万人）”等6个评价指标；“健康服务”维度设置了“人均卫生费用（元/人）”等7个评价指标；“健康管理”维度设置了“预期寿命（岁）”等6个评价指标；“健康保障”维度设置了“城镇居民人均可支配收入（元/人）”等8个评价指标；“健康环境”维度设置了“建成区绿化覆盖率（%）”等5个评价指标。

1. 健康设施

健康设施维度是健康中国建设的基础配置条件，是为居民提供

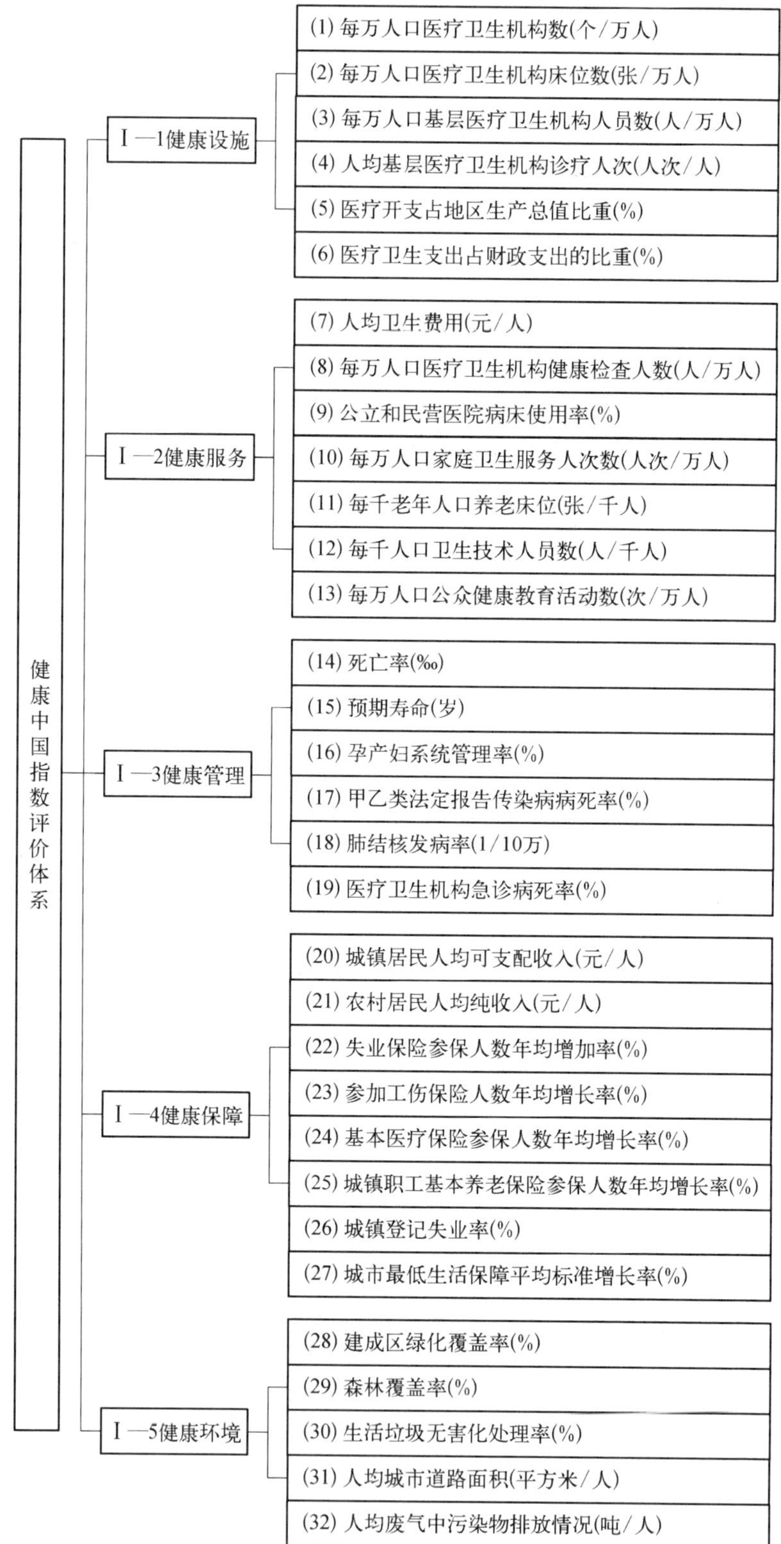

图2-1　健康中国指数评价体系框架结构

直接或间接健康服务的物质基础和资源基础，包括现有的医疗卫生设备技术资源，以及针对健康服务的财政投入等方面的内容，其水平可以从设施的覆盖面、总量水平和设施效能等方面来考察。

健康设施维度从评价性质来看，其指标性质在健康中国指数体系中属于初级输出指标，而健康管理等维度中的目标指标则体现为输入性的条件性指标。比如，医疗卫生机构数等条件性指标对预期寿命等目标指标起到间接影响的作用。又如北京、上海等超大型城市，空气、水等自然环境质量不如海南，但由于北京、上海的医疗条件优于海南，所以平均预期寿命分别高于海南3.88岁、3.96岁。作为依赖政策调节、行政调节乃至市场调节的自变量，健康设施维度是目标指标群实现的前置条件，但这种条件性指标仅具有潜在的可能性，还需要与其他维度相互配合，才能对目标指标的提升起到实际的促进作用。

2. 健康服务

健康服务维度中设置了有关医疗卫生服务活动开展和实施情况的指标，包括与疾病治疗服务有关的指标，但更多的则是健康检查、健康教育活动、家庭卫生服务等与健康保健服务有关的、疾病治疗之外的预防性指标。

一方面，健康服务体现了健康设施的软件运行环境，反映出健康设施资源条件的效能水平，在一定程度上是对健康设施资源利用率的评估；另一方面，健康服务在一定程度上展现出对健康设施维度的补充评价指向。例如，在家庭卫生服务等指标上，健康服务降低了对传统医疗卫生资源的依赖性，因此健康服务维度与健康设施维度之间存在互相促进、互相补充的关系。与健康设施维度相类似，健康服务维度也是条件性指标，对目标指标的水平有一定的影响，但由于健康目标的成因很复杂，只有体系化的构建才能实现既定目标，其影响能力取决于与其他各维度之间的相互作用、相互依赖的关系程度。

3. 健康管理

健康管理维度中包括预期寿命、死亡率等直接反映居民健康水平的关键性指标，具有表征性、目标性和输出性的特点。健康管理维度对居民的健康质量、生存质量有直接的表征，是健康设施、健康服务等维度的效能水平的试金石和指示器。另外，由于健康中国指数不只是居民个体的健康水平评价，而是对包括个人健康在内的经济社会发展健康水平的整体评价，因此还要参考健康保障、健康环境等其他维度的评价情况。

4. 健康保障

健康保障维度中既有基本医疗保险参保人数年均增长率等与医疗保障相关的指标，也有城镇登记失业率、城市最低生活保障平均标准增长率等与医疗保障并不直接相关的指标，体现出健康保障维度的较大解释宽度。健康应包括身体健康、心理健康、社会适应良好和道德健康。健康保障维度有较广的覆盖面，是健康概念不断扩大、卫生内涵逐步丰富、医学内容日趋复杂、向社会保障等经济社会领域不断延伸的必然结果。

5. 健康环境

健康环境维度设置了人均废气中污染物排放量、生活垃圾无害化处理率、森林覆盖率等指标，既包括对先天存在的自然环境的评价，也包括对后天的人为环境的评价。

健康环境维度的设置体现了健康管理模式的变化，即从单纯局限于以医疗卫生平面模式的小健康观扩展开来，审视环境与人类健康的关系，向“环境—社会—医疗卫生”模式的“大健康”观转变，包括健康观念、治病观念的前移，即从以人为中心的下游健康观前移到以生态为出发点的上游健康观。

健康中国指数评价体系是一个复合型的结构，健康设施、健康服务、健康管理、健康保障、健康环境五个维度彼此交织、互相补充，共同影响着人民群众的身体健康状况。因此，并不鼓励专注于某个维度或某项指标的单向度的量化追赶，而是旨在维护各个维度和指标之间内在结构关系的相互制约、相互平衡和相互促进。各省区市政府唯有从合理配置、均衡发展入手，系统性地优化健康体系结构、找准健康中国建设契机，才能持续有效提升健康中国指数体系的整体水平。

如果单纯追求某个维度或某些指标的量化水平，而不顾内在结构的平衡与协调，则可能造成维度与指标间的此消彼长，制约健康中国指数体系整体水平的持续提升，甚至出现下降，从而造成健康中国推进和发展过程的不可持续。例如，拔高与经济指标相关的健康设施数据而忽略健康保障质量，就有可能带来健康环境指标的下降，因此应注重均衡协调发展，为各个评价指标要素找到合适的定位和发展区间。

二　健康中国指数的功能

研制并开展健康中国指数的评价，着重要实现以下两大功能：

（一）跟踪《"健康中国2030"规划纲要》的实施情况

中共中央、国务院发布的《"健康中国2030"规划纲要》是基于国家整体而制定的，提供了中国健康事业的发展方向和总体思路，考虑问题的时间和空间尺度较为长远，对于体制和政策提出的要求也相对比较宏观。因此，有必要形成一套紧扣战略规划目标的评价体系，以细分的周期尺度、具体的评价对象、微观的指标群，对战略规划期间的建设状况和发展趋势作出科学化的评判和预测，对战略实施情况进行连续、系统的监测和评估。同时，对31个省区市健康指数的评价，要能为区域性规划政策的形成和制定提供参考，以形成国家、区域之间的发展合力。

《“健康中国2030”规划纲要》在一些重大体制和政策问题上，表现出明显的超前性。超前性不仅需要有对当前状况进行描述，还要对健康中国建设趋势有一个预估和前瞻，健康中国指数中的进步指数即是对超前性目标是否能够达到和可行的预测和判定。

《“健康中国2030”规划纲要》需要有连贯化、具体化的评估监测，把国民健康所需要的研究成果和健康发展策略联系起来，形成一个人人都能看懂、容易实施、没有理解分歧的评价体系。因此需要一个明确、具体、统一的科学评价标准，并且相应职能部门能够作出积极响应，从长期来看能持续不断地提供实施动力的指标化参考体系，而健康中国指数则能从以上诸多方面给予很好的回应。

（二）为健康产业等相关社会经济建设提供参考

近年来，中国医药制造行业、健康服务业及其相关产业多年来始终保持快速增长的态势，生产总值一直呈上升趋势，成为国民经济的支柱产业，同时也是极具发展潜力的朝阳产业，受到公众及政府的广泛关注。中央政府关于促进健康产业发展的决定，凸显了政府致力于打造健康中国、寻求经济发展新常态的决心。健康中国指数对于当前健康服务水平、健康需求，以及健康目标达成的状况都有相当精确的测算，并有针对现状和发展趋势的预测和分析，这些都为健康产业等相关经济领域的建设提供了有价值的参考。

三 健康中国指数的计算原理和计算方法

根据健康中国指数体系所设置的32个评价指标，运用主成分分析模型，计算出31个省区市的健康中国指数得分及其排名。

（一）为什么要选择主成分分析方法？

在工业、农业、生物、医学、气象、地质、经济、管理等诸多领域中，常常会遇到需要对多个指标同时观测、研究、处理的问题。

例如，在经济管理中，要衡量一个地区的经济发展水平，需要同时观测多个指标：总产值、利润、效益、劳动生产率、万元生产值耗能、固定资产、流动资金周转率、物价、信贷、税收等。怎样根据这些数据，来衡量经济发展水平的高低，是一个多变量的复杂问题。

又如，对一个人做一次健康体检，最后得到一份体检报告，其中有人体的十几项甚至几十项生理指标：血压、心率、血糖、血脂、胆固醇、血小板、甲胎蛋白等。怎样根据这些数据判断一个人是否健康、是否有病，也是一个多变量的复杂问题。

在数学上，把这些需要分析研究的指标称为变量（Variable）。如何对多个变量的观测数据进行有效的分析和研究？当然，可以对各个变量一个个地分别进行研究，但是，变量之间往往有相关性，分开处理不仅会丢失很多信息，也不容易取得很好的研究成果。更好的办法是同时对多个变量的观测数据进行分析，研究变量之间的相互关系，揭示这些变量内在的变化规律。

多元统计分析（Multivariate Statistical Analysis）就是对多个变量之间的相互依赖关系以及内在统计规律进行研究的一门统计学科。而主成分分析（Principal Component Analysis）则是多元统计分析中一种主要的、常用的统计方法。

（二）何谓主成分分析？

主成分分析的基本思想是：适当地将原来的多个变量，组合成一些综合指标，用较少的综合指标来代替原来近似的多个变量。这种由原来多个变量组合而成的综合指标，就称为主成分（Principal Component）。

主成分选取的原则是：（1）主成分是原变量的线性组合，就是说，主成分是原来各个变量乘以一些系数以后加起来得到的一个综合指数。(2) 各个主成分之间互不相关。(3) 如果原来有n个变量，则最多可以取到n个主成分。如果选取的主成分等于n个，这n个主成分的变化，可以完全反映原来全部n个变量的变化；如果选取的主成分少于n个，那么，这些较少的主成分的变化，应该尽可能多地反映原来全部n个变量的变化。

（三）主成分“贡献率”、“载荷”和“得分”

一个主成分所反映的变化，在全部原变量变化中所占的百分比，称为贡献率(Percentage of Contribution)。通常主成分按照贡献率的大小从大到小排列，即第一主成分贡献率最大，第二主成分贡献率次之，第三主成分贡献率又次之。用原变量表示主成分时的系数，也就是将原变量综合成主成分时，每个原变量所乘以的系数，称为主成分载荷(Principal Component Loading)。根据每一次观测到的数据，可以求出与这次观测相对应的主成分值，称为主成分得分(Principal Component Score)。

（四）用主成分分析计算“健康中国指数”的具体步骤和方法

1. 将总量数据化为人均数据

在进行计算时，遇到的第一个问题是：课题组搜集到的一些原始数据，是各省区市的总量数据，如“医疗卫生机构数(个)”、“基层医疗卫生机构人员数(人)”等。各省区市人口数相差很大，人口多的省区市的总量数据往往比较大，人口少的省区市的总量数据往往比较小。如果直接用这样的总量数据来计算排序，显然有失公允。

所以，计算的第一步，就是要将总量数据换算成人均数据。具体来说，就是将原来的作为总量的数据，除以这个省区市的人口数，得到人均数据。对于原本即为人均数据的，如“人均卫生费用(元/人)”、“每千人口卫生技术人员数(人/千人)”等，直接予以采纳，不再除以人口数化为人均数据。

2. 对各种变量数据的“中心化标准化”处理

在实际进行主成分分析计算时，由于各个变量的实际意义不同，各个变量的单位不一样，各个变量数据的数量级可能相差很大，所以，在进行主成分分析计算之前，先对各变量的观测数据进行了“中心化、标准化”处理。

所谓“中心化、标准化”处理，就是要求每个变量的每个数据，都减去这个变量的样本均值，再除以这个变量的样本标准差。作这样的中心化标准化处理以后，各个变量都变成了无单位的变量，样本均值都等于0，样本标准差都等于1，就不会发生数量级相差悬殊的情况了。

3. 计算“健康中国指数得分”和“健康中国指数百分制得分”及其排名

用与31个省区市各次观测对应的原变量的数据，乘以这些原变量在“健康中国指数”中的系数，再将各系数加起来，就得到了与31个省区市对应的“健康中国指数得分”。

为了让人更容易看出各省区市“健康中国指数得分”的大小，课题组还算出了各省区市的“健康中国指数百分制得分”，以下是具体的计算方法：

第一步：求每一个变量（即各个评价指标）在各省区市观测数据中的最大值，最大值乘以这些变量在“健康中国指数”中的系数，然后加起来，并作适当调整，就得到了健康中国指数的“理想最大值”。

第二步：用各省区市的健康中国指数得分，除以健康中国指数的“理想最大值”，开平方以后，再乘以100，就得到了各省区市的“健康中国指数百分制得分”值。

例如，上海市的“健康中国指数得分”是31.384 420 18，而健康中国指数的“理想最大值”是39.875 645 09，那么，上海健康中国百分制的计算公式则为：$\sqrt{31.384\,420\,18 \div 39.875\,645\,09} \times 100 = 88.72$，由此，上海市的“健康中国指数百分制得分”就是88.72分。

算出31个省区市的健康中国指数得分和百分制得分后，再按照从大到小的次序，对31个省区市进行排名。此外，本书还计算出了指数得分和百分制得分的“全国平均值”，计算方法是将31个省区市的得分加起来，再除以31。

（五）计算“健康中国进步指数”及其排名

为了衡量31个省区市的纵向发展水平，课题组将近两年的得分进行比较，算出“健康中国进步指数”。计算公式如下：进步指数=（2016年百分制得分−2015年百分制得分）÷2015年百分制得分×100%。

以西藏为例，西藏健康中国指数2015年、2016年的得分分别为72.38、77.78，进步指数=（77.78−72.38）÷72.38×100%=7.46%。

根据31个省区市近两年的数据，计算出“进步指数”结果，然后按照从大到小的次序，对31个省区市进行排名。

第三章

健康中国建设水平

健康是民族昌盛和国家富强的重要标志，也是人民群众的共同愿望。没有全民健康，就没有全面小康，2015年10月，十八届五中全会首次提出推进健康中国建设。2016年10月，中共中央、国务院印发了《“健康中国2030”规划纲要》。在十九大报告中，习近平总书记再次明确提出要实施健康中国战略。

为了评估健康中国战略的实现程度，需要全面把握健康中国建设的整体水平以及各省区市的具体情况。健康中国建设水平的评价方式，依照“总体综合水平—各个分维度水平—31个省区市水平”的逻辑顺序依次作出评价和排名分析，即先对健康中国指数进行总体评价，并考察各个分维度总体得分之间的关系，然后在各个维度上对31个省区市进行整体排名和分析。

一　健康中国综合指数得分

（一）健康中国综合指数的5个评价维度

健康中国指数共设置了5个评价维度、32个评价指标。5个评价维度及其评价指标分别是：

1. 健康设施。包括“每万人口医疗卫生机构数（个/万人）”、

“每万人口医疗卫生机构床位数(张/万人)”、“每万人口基层医疗卫生机构人员数(人/万人)”等6个指标。

2. 健康服务。包括“人均卫生费用(元/人)”、“每万人口医疗卫生机构健康检查人数(人/万人)”、“每万人口家庭卫生服务人次数(人次/万人)”等7个指标。

3. 健康管理。包括“死亡率(‰)”、“预期寿命(岁)”、“孕产妇系统管理率(%)”等6个指标。

4. 健康保障。包括“城镇居民人均可支配收入(元/人)”、“农村居民人均纯收入(元/人)”、“基本医疗保险参保人数年均增长率(%)”、“城镇最低生活保障平均标准增长率(%)”等8个指标。

5. 健康环境。包括“建成区绿化覆盖率(%)”、“森林覆盖率(%)”、“人均废气中污染物排放情况(吨/人)”等5个指标。

通过对5个分维度、32个评价指标的综合评价、主成分分析建模计算,最终得出2016年健康中国综合指数得分。

(二)健康中国综合指数得分及各维度得分

健康中国综合指数得分为77.17分。健康中国5个分维度的得分如下:“健康设施”为74.24分;“健康服务”为70.52分;“健康管理”为84.22分;“健康保障”为53.77分;“健康环境”为70.76分(见图3-1、表3-1)。

根据得分情况分析,健康管理维度的得分最高,为84.22分,健康保障维度的得分最低,为53.77分。健康管理维度测评的内容主要是死亡率、预期寿命、传染病病死率等关乎居民群众基本生存质量的健康指标,健康管理这一维度得分较高说明我国的基本卫生医疗体系运转良好,为居民群众的健康水平和生存质量提供了有力的支持和保障。

新中国成立以来,党和政府始终关注人民的生命和健康问题。

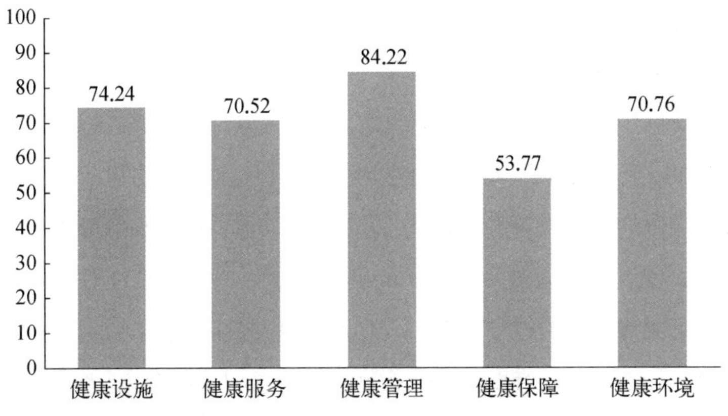

图3-1 健康中国5个分维度的得分

表3-1 健康中国5个分维度得分

健康中国维度	得　　分
健康设施	74.24
健康服务	70.52
健康管理	84.22
健康保障	53.77
健康环境	70.76

经过长期的努力，我国已经建立起了覆盖全国城乡的医疗卫生体系，城乡居民的健康状况得到持续改善，某些指标已经达到甚至超过发达国家水平。在国际上，衡量一个国家居民健康水平的主要指标是人均预期寿命、婴儿死亡率和孕产妇死亡率3项。据统计，我国居民人均预期寿命达到76.5岁，全国孕产妇死亡率下降至19.9/10万，婴儿死亡率、5岁以下儿童死亡率分别下降到7.5‰和10.2‰。[1]居民的

[1] 董子畅.2016年中国孕产妇死亡率为19.9/10万［N/OL］.新华网，2017-01-21［2017-01-21］.http://news.xinhuanet.com/health/2017-01/21/c_1120355943.htm.

主要健康指标总体上优于中高收入国家平均水平，提前实现联合国千年发展目标。[1]

根据统计数据，我国健康设施、健康环境、健康服务等维度得分均在70分以上，不足80分。根据我国经济社会发展的现状，亟须探索多样化的医疗服务供给体系，动员社会力量共同参与健康事业，从而更大程度满足人民日益增长的健康需求。需要特别注意的是，我国健康保障维度的得分只有53.77分，说明我国在这一方面存在明显的缺口和不足。该维度涉及的指标包括居民可支配收入、参保人数、失业率等，其得分较低，说明我国的经济基础和制度安排尚存在很大的进步空间。因此需要进一步完善政府、社会、市场以及全民参与的现代保障体系，促进我国健康事业的可持续发展。

二　31个省区市健康中国指数得分

《“健康中国2030”规划纲要》提出了健康中国建设的宏伟蓝图和行动纲领，要想实现规划纲要的近期目标，即“到2020年，建立覆盖城乡居民的中国特色基本医疗卫生制度，健康素养水平持续提高，健康服务体系完善高效，人人享有基本医疗卫生服务和基本体育健身服务，基本形成内涵丰富、结构合理的健康产业体系，主要健康指标居于中高收入国家前列”，首先要对当前我国健康水平作出全面、系统的测算和评估，通过数据分析，得出不同省区市之间、城乡之间的发展差距，才能为各地区制定针对性的政策措施提供有效参考。因此本书以集约指标的方法，构建31个省区市健康中国建设指数。

[1] 中华人民共和国国务院新闻办公室.中国健康事业的发展与人权进步[R/OL].(2017-09-29)[2017-09-29].http://www.nhfpc.gov.cn/zhuz/mtbd/201709/f64f545c819b4512bd44378f1fcc7ee1.shtml.

（一）31个省区市健康中国指数得分排序

31个省区市健康中国指数百分制得分排在前五位的地区是：上海（88.72分）、北京（88.35分）、浙江（84.32分）、江苏（84.02分）、湖北（80.45分）；排在后五位的地区是：新疆（73.65分）、甘肃（73.57分）、海南（73.56分）、贵州（72.44分）、云南（70.29分）。排在第一位的上海比最后一位的云南高18.43分（见图3-2、表3-2）。

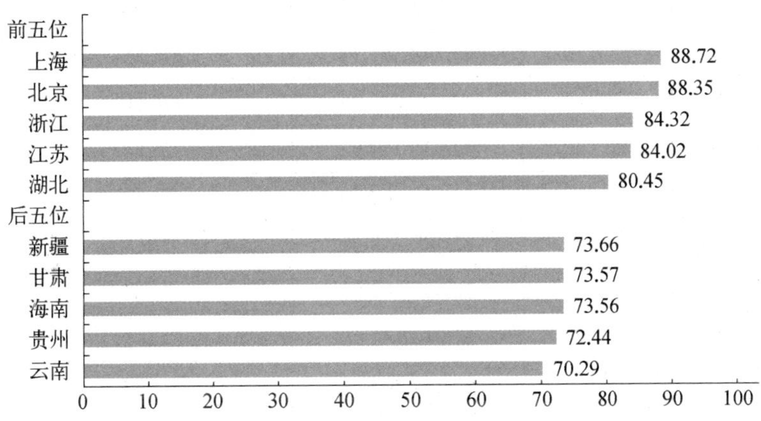

图3-2　31个省区市健康中国指数前后五位得分排序

表3-2　31个省区市健康中国指数

排名	省区市	健康中国指数得分	健康中国指数百分制得分
1	上　海	31.384 420 18	88.72
2	北　京	31.127 291 39	88.35
3	浙　江	28.349 399 51	84.32
4	江　苏	28.150 571 03	84.02
5	湖　北	25.809 385 08	80.45
6	山　东	25.741 385 08	80.35
7	广　东	25.305 062 37	79.66

（续表）

排名	省区市	健康中国指数得分	健康中国指数百分制得分
8	天　津	25.068 891 32	79.29
9	内蒙古	24.323 519 19	78.10
10	西　藏	24.122 384 55	77.78
11	宁　夏	23.895 549 01	77.41
12	福　建	23.854 888 19	77.35
13	辽　宁	23.793 744 60	77.25
14	四　川	23.548 367 31	76.85
15	青　海	23.396 076 95	76.60
16	河　北	22.936 719 92	75.84
17	重　庆	22.510 662 70	75.13
18	安　徽	22.498 268 21	75.11
19	河　南	22.453 509 09	75.04
20	湖　南	22.340 213 95	74.85
21	山　西	22.264 207 76	74.72
22	陕　西	22.260 322 07	74.72
23	江　西	22.230 946 24	74.67
24	黑龙江	21.898 693 23	74.11
25	吉　林	21.884 676 79	74.08
26	广　西	21.883 763 94	74.08
27	新　疆	21.635 121 18	73.66
28	甘　肃	21.580 157 27	73.57
29	海　南	21.578 549 04	73.56
30	贵　州	20.922 088 46	72.44
31	云　南	19.703 039 73	70.29
—	全国平均值	23.821 028 24	77.17
—	百分标准值	39.875 645 09	100

（二）31个省区市健康中国指数比较分析

根据健康中国指数排序情况，可以看出，健康中国建设水平受各地区经济发展水平、发展质量、居民收入以及医疗资源利用效率等多重因素的复合影响。

1. 健康中国建设水平与各地区经济社会发展水平密切相关

健康中国的建设水平与各地区经济发展水平呈现出一种密切的正相关关系。在该项指标中，排名前五位的地区中，上海、北京、浙江、江苏等东部沿海经济发达地区占据了四席。由此可以看出经济发展状况对健康中国建设水平的显著影响。经济发展状况影响健康中国建设水平的最直接指标便是人均卫生费用的投入。

2. 健康中国建设水平与各地区居民收入息息相关

健康中国建设水平是以经济基础为支撑的。从统计数据上看，上海蝉联了健康中国综合指数排名的第一名，上海“城镇居民人均可支配收入（元/人）”、“农村居民人均纯收入（元/人）”这两项指标双双排在全国首位。综合指数排名第二位的北京，这两项指标分别排在第二、第三位。综合指数排名第三位的浙江，这两项指标分别排在第三、第二位。综合指数排名第四位的江苏，这两项指标分别排在第四、第五位。健康中国综合指数排名靠后的地区，“城镇居民人均可支配收入（元/人）”、“农村居民人均纯收入（元/人）”这两项指标排名亦不理想。可见，城乡居民收入水平与健康中国综合指数之间存在着千丝万缕的内在关联。

3. 健康中国建设水平与各地区医疗资源利用效率相关

医疗资源是人民健康的基础和保障。近年来，我国不断增加对医疗卫生所需的资金、设备和技术的投入，仅2016年一年，我国卫生总费用合计达7 000亿美元，占GDP的比重由上一年度的6%提升至

6.2%，[1]其投入力度不可谓不大。但是医疗资源的投入固然重要，其使用效率亦应引起足够的重视。

上海在健康中国综合指数排名中位列第一，其“每万人口医疗卫生机构数（个/万人）”在全国排名却是末位，“每万人口医疗卫生机构床位数（张/万人）”也仅排在全国第十七位，而其“公立和民营医院病床使用率（%）”则排在全国第一位，高达95.7%，资源利用率非常高。在衡量健康水平的核心指标如“预期寿命（岁）”方面，上海排在全国第一。这反映出上海健康资源的要素优势向效率优势转化的卓越能力。

4. 健康中国建设水平与各地区经济社会发展质量相关

从健康中国综合指数排名的地域分布来看，排名前十位的地区当中，上海、北京、浙江、江苏、山东、广州、天津均位于东部沿海地区，中西部地区有湖北、内蒙古、西藏上榜。健康中国综合指数排名第一的上海，其健康设施、服务、保障、管理4个维度全部进入全国前五名，但在健康环境等方面并不占优，排在全国第二十六位。但上海在健康环境并不占优的情况下，依然取得了全国第一的名次，这与上海更加注重经济发展的质量紧密相关。上海于2015年在全国率先取消地区生产总值增长目标，将关注焦点转移到民生和社会和谐，这就使得上海的健康事业获得了强劲的助力，并最终取得了健康中国综合指数排名第一的成果。

三　31个省区市健康设施指数得分

（一）健康设施指数得分排序

31个省区市健康设施指数百分制得分排在前五位的地区是：浙江（87.47分）、山东（84.27分）、上海（83.60分）、河南（83.26分）、

[1] 中国卫生总费用占GDP的比重上升至6.2%[N/OL].腾讯网，2017-08-22[2017-08-22].http://health.qq.com/a/20170822/012876.htm.

河北(82.19分)；排在后五位的地区是：青海(67.92分)、内蒙古(67.39分)、山西(66.98分)、吉林(66.67分)、黑龙江(60.80分)。排在第一位的浙江比最后一位的黑龙江高26.67分(见图3-3、表3-3)。

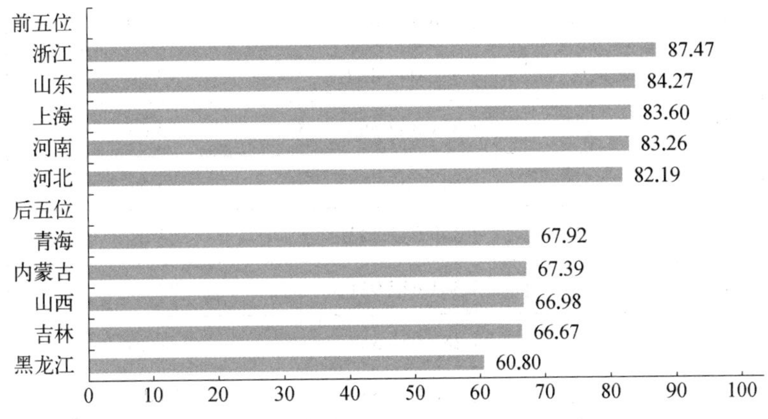

图3-3　31个省区市健康设施指数前后五位得分排序

表3-3　31个省区市健康设施指数

排名	省区市	健康设施指数得分	健康设施指数百分制得分
1	浙　江	1.934 607 188	87.47
2	山　东	1.795 702 387	84.27
3	上　海	1.767 437 170	83.60
4	河　南	1.753 100 314	83.26
5	河　北	1.708 386 604	82.19
6	湖　北	1.692 560 586	81.81
7	四　川	1.627 456 613	80.22
8	江　苏	1.602 237 721	79.60
9	广　东	1.504 285 329	77.13
10	甘　肃	1.489 446 292	76.75

（续表）

排名	省区市	健康设施指数得分	健康设施指数百分制得分
11	广　西	1.440 447 321	75.47
12	北　京	1.416 973 394	74.86
13	江　西	1.414 825 822	74.80
14	重　庆	1.372 042 442	73.66
15	海　南	1.371 397 534	73.64
16	云　南	1.368 788 388	73.57
17	陕　西	1.349 072 743	73.04
18	福　建	1.341 617 911	72.84
19	天　津	1.283 954 338	71.26
20	湖　南	1.280 841 556	71.17
21	安　徽	1.277 346 637	71.07
22	贵　州	1.262 121 692	70.65
23	宁　夏	1.259 280 832	70.57
24	新　疆	1.240 559 718	70.04
25	西　藏	1.233 746 711	69.85
26	辽　宁	1.198 533 287	68.84
27	青　海	1.166 575 947	67.92
28	内蒙古	1.148 352 737	67.39
29	山　西	1.134 565 247	66.98
30	吉　林	1.123 840 000	66.67
31	黑龙江	0.934 767 010	60.80
—	全国平均值	1.403 060 370	74.24
—	百分标准值	2.528 748 229	100

（二）健康设施指数比较分析

我国高度重视关系民生福祉的健康设施建设，逐年加大投入，基本建成了覆盖城乡的基层医疗卫生服务网络，各级各类医疗卫生机构超过98万个，卫生人员超过1 100万人，卫生机构床位数超过700万张。2016年，医疗机构床位数比2015年增加39.5万张，每千人口拥有床位数达到5.37张，医院床位数增加35.8万张；全国少数民族医院有266所，床位数达26 484张。[1]为保障公民健康权提供了坚实的设施基础。

根据统计数据，健康设施指数排名前五名的省、市中，浙江、山东、上海、河北位于我国东部地区，河南位于中部。浙江排在健康设施指数的第一位。近年来，浙江省全面推进"健康浙江"建设，不断加大对医疗卫生事业的投入，以"医联体"建设为抓手，着力打造更公平、更多样、更安全、更有效的医疗卫生服务体系，实现优质医疗资源全面辐射和覆盖基层，城乡居民健康状况持续向好。2016年，浙江"人均基层医疗卫生机构诊疗人次（人次/人）"位列榜首，反映了浙江健康设施建设方面的高标准与高效能。中西部省份在健康设施这一维度上与东部沿海地区之间的差异并不显著，河南、湖北、四川、甘肃等省份排进了全国前十名。这可以看出我国的健康设施水平在全国范围呈现出一种较为均衡的样态，体现出了我国在医疗卫生方面顶层规划的制度优势。

四　31个省区市健康服务指数得分

（一）健康服务指数得分排序

31个省区市健康服务指数百分制得分排在前五位的地区是：北

[1] 中华人民共和国国务院新闻办公室.中国健康事业的发展与人权进步[N/OL].（2017–09–29）[2017–09–29].http://www.nhfpc.gov.cn/zhuz/mtbd/201709/f64f545c819b4512bd44378f1fcc7ee1.shtml.

京（88.11分）、上海（82.11分）、浙江（80.60分）、江苏（77.28分）、西藏（75.56分）；排在后五位的地区是：湖南（65.59分）、山西（64.95分）、海南（63.84分）、吉林（63.79分）、云南（61.71分）。排在第一位的北京比最后一位的云南高26.40分（见图3-4、表3-4）。

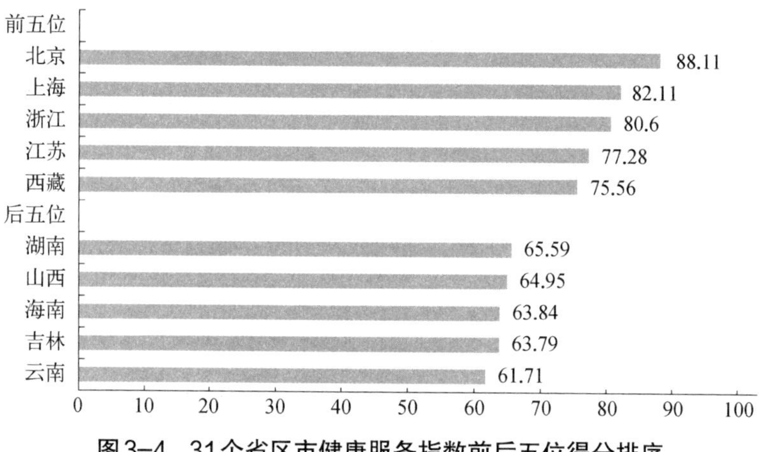

图3-4　31个省区市健康服务指数前后五位得分排序

表3-4　31个省区市健康服务指数

排名	省区市	健康服务指数得分	健康服务指数百分制得分
1	北　京	15.593 313 60	88.11
2	上　海	13.540 447 14	82.11
3	浙　江	13.046 009 56	80.60
4	江　苏	11.994 933 67	77.28
5	西　藏	11.467 165 13	75.56
6	湖　北	11.020 726 49	74.08
7	内蒙古	10.986 708 23	73.96
8	青　海	10.873 934 97	73.58
9	新　疆	10.663 676 04	72.87

（续表）

排名	省区市	健康服务指数得分	健康服务指数百分制得分
10	山　东	10.622 465 27	72.72
11	宁　夏	10.572 895 73	72.55
12	四　川	10.237 599 16	71.40
13	天　津	10.181 975 66	71.20
14	广　东	10.024 841 51	70.65
15	陕　西	9.598 614 828	69.13
16	重　庆	9.565 907 041	69.01
17	辽　宁	9.507 275 270	68.80
18	甘　肃	9.409 358 938	68.45
19	广　西	9.237 989 540	67.82
20	河　南	9.162 049 029	67.54
21	河　北	9.092 696 240	67.28
22	福　建	9.050 201 492	67.13
23	黑龙江	8.856 773 900	66.41
24	安　徽	8.847 234 964	66.37
25	贵　州	8.751 704 039	66.01
26	江　西	8.667 328 125	65.69
27	湖　南	8.640 591 086	65.59
28	山　西	8.472 329 360	64.95
29	海　南	8.184 835 834	63.84
30	吉　林	8.173 657 080	63.79
31	云　南	7.649 452 728	61.71
—	全国平均值	10.054 667 47	70.52
—	百分标准值	20.084 496 63	100

（二）健康服务指数比较分析

根据统计数据，健康服务指数排名前五位的地区中，北京、上海、浙江、江苏位于我国东部沿海地区，排名第五的西藏位于我国西部。北京和上海在健康服务指数中分别排名第一、第二名，与“人均卫生费用（元/人）”指标排名一致。健康服务指数排名全国前三位的北京、上海、浙江，其“每千人口卫生技术人员数（人/千人）”指标数据分别位列全国第一、第三、第二名。[1]在资金和人员保障之外，健康服务指数维度中还设置了医疗卫生服务活动开展和实施情况的相关指标，如健康检查、健康教育活动、病床使用率、家庭卫生服务等。健康服务指数排名靠前的省区市，在这些方面表现亦较为出色。以家庭卫生服务为例，北京和上海“每万人口家庭卫生服务人次数（次/万人）”指标分别排在全国第五位和第一位。

健康服务是健康中国战略实施的重点。“十三五”时期，中国将更加注重预防为主的“治未病”理念，把以治病为中心转变为以人民健康为中心，坚持防治结合，强化早诊断、早治疗、早康复的健康方针。以健康服务指数排名第一的北京为例，其一直致力于居民健康素养的提升，积极推广全民健康生活方式，建立“北京健康云”平台，尝试利用大数据手段帮助人们建立科学合理的生活方式和健康管理方式，进而提升居民健康水平。《“健康北京2030”规划纲要》明确提出“北京市居民健康素养水平2020年达到40%，到2030年达到45%”的目标，旨在通过加强健康素养教育推动健康服务的发展，达到预防疾病、增加健康的目的。

需要特别指出的是，对于基础设施较薄弱、资金投入相对不足的

[1] 见附录Ⅱ-2b。

中西部地区来说，健康服务是一种能够以较低成本获得较高健康成效的方式，在一定程度上能缓解和弥合因优质医疗资源不足而造成的区域差异。事实上，根据统计数据，健康服务中中西部地区的某些指标已经与东部沿海地区的大致相当。如“每万人口家庭卫生服务人次数（人次/万人）”这一指标，来自中西部的青海、西藏、湖北分别占据了全国排名中的第二、三、四位。“每万人口公众健康教育活动（次/万人）”这一指标中的前五名更是全部来自中西部地区，其中内蒙古以2.818次/万人排在全国首位。

五 31个省区市健康管理指数得分

（一）健康管理指数得分排序

31个省区市健康管理指数百分制得分排在前五位的地区是：上海（89.39分）、北京（88.99分）、天津（88.73分）、江苏（87.79分）、浙江（87.45分）；排在后五位的地区是：云南（79.71分）、广西（79.59分）、贵州（78.85分）、西藏（76.10分）、新疆（74.73分）。排在第一位的上海比最后一位的新疆高14.66分（见图3-5、表3-5）。

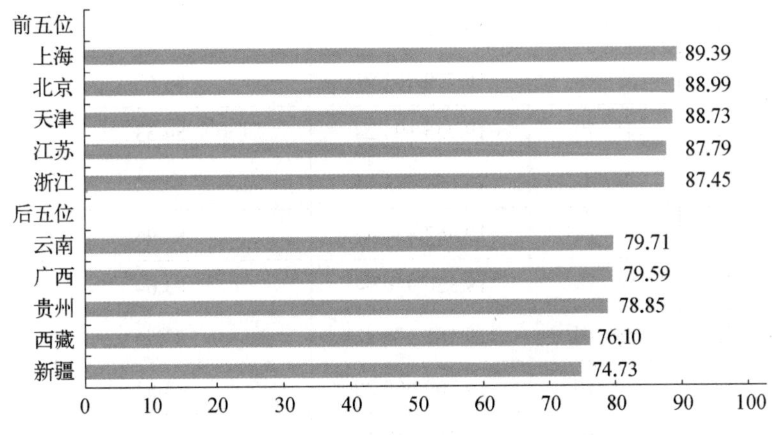

图3-5 31个省区市健康管理指数前后五位得分排序

表3–5 31个省区市健康管理指数

排名	省区市	健康管理指数得分	健康管理指数百分制得分
1	上 海	22.066 866 17	89.39
2	北 京	21.867 995 56	88.99
3	天 津	21.741 141 23	88.73
4	江 苏	21.286 684 01	87.79
5	浙 江	21.117 771 08	87.45
6	山 东	20.938 435 38	87.07
7	福 建	20.547 290 90	86.26
8	辽 宁	20.481 092 37	86.12
9	内蒙古	20.395 718 82	85.94
10	宁 夏	20.383 367 69	85.91
11	吉 林	20.382 920 66	85.91
12	河 北	20.330 604 44	85.80
13	陕 西	20.290 840 62	85.72
14	山 西	20.199 992 32	85.52
15	广 东	20.044 065 11	85.19
16	黑龙江	19.860 298 36	84.80
17	安 徽	19.779 767 01	84.63
18	甘 肃	19.735 194 24	84.53
19	湖 北	19.689 783 71	84.44
20	江 西	19.467 836 42	83.96
21	湖 南	19.320 956 94	83.64
22	海 南	19.281 375 22	83.56
23	四 川	19.269 460 20	83.53
24	重 庆	19.215 237 39	83.41

（续表）

排名	省区市	健康管理指数得分	健康管理指数百分制得分
25	河 南	19.183 599 68	83.34
26	青 海	17.784 458 83	80.25
27	云 南	17.547 222 65	79.71
28	广 西	17.493 208 51	79.59
29	贵 州	17.168 136 43	78.85
30	西 藏	15.995 300 37	76.10
31	新 疆	15.424 708 29	74.73
—	全国平均值	19.622 300 99	84.22
—	百分标准值	27.616 729 79	100

（二）健康管理指数比较分析

健康管理指数的诸指标具有结果性特征，其中预期寿命、传染病病死率、肺结核发病率等都是居民健康状况和生存质量的直观表征和直接反映，因而成为检验健康设施、健康服务是否达到预期目标的重要指标。健康管理指数具有相对稳定的特点，能够反映医疗卫生事业发展的综合效果，在健康中国指数中居于较为核心的地位。

健康管理指数排在前五位的上海、北京、天津、江苏、浙江均为东部沿海地区，西部地区的内蒙古、宁夏排在了第九、第十位。健康管理指数排名前两位的上海、北京，其“预期寿命（岁）”指标排名与之一致。上海在健康管理指数中的优异表现，得益于医疗卫生事业发展规划的持续推进和有效实施。自2003年全球爆发SARS疫情至今，上海市政府已连续启动并实施了四轮“上海市加强公共卫生体系建设三年行动计划”。其中第四轮公共卫生三年行动计划

（2015年—2017年）以“优化、整合、创新、发展”为主线，全力推动38个建设项目，着力建设“预防—干预—诊治”衔接有序的“医防融合”疾病综合防治服务体系，落实以“健康云平台”和“健康自主管理”为支撑，“机构分级协同、公众主动积极”的健康全程管理。“三年行动计划”的持续实施，取得了“专业发展、百姓受益、社会满意”的效果，产生了显著的社会效益，体现了上海特色和经济社会发展水平。

六　31个省区市健康保障指数得分

（一）健康保障指数得分排序

31个省区市健康保障指数百分制得分排在前五位的地区是：贵州（80.91分）、北京（80.55分）、上海（74.19分）、浙江（69.83分）、江苏（67.03分）；排在后五位的地区是：山西（44.22分）、河北（43.80分）、宁夏（43.31分）、云南（41.68分）、黑龙江（37.81分）。排在第一位的贵州比最后一位的黑龙江高43.10分（见图3-6、表3-6）。

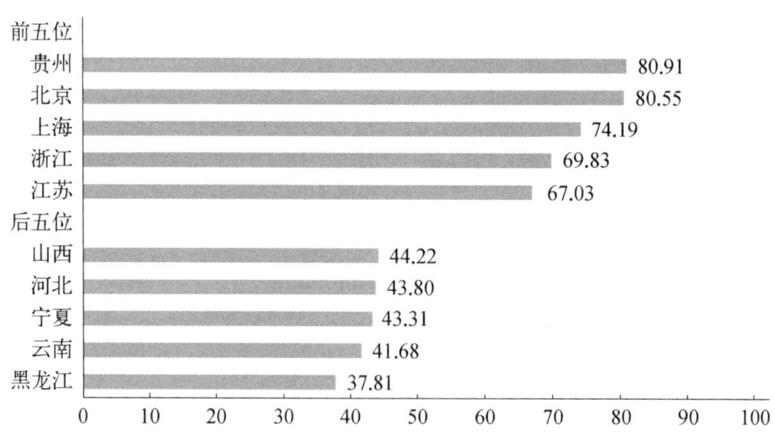

图3-6　31个省区市健康保障指数前后五位得分排序

表3-6　31个省区市健康保障指数

排名	省区市	健康保障指数得分	健康保障指数百分制得分
1	贵　州	7.221 839 478	80.91
2	北　京	7.157 545 207	80.55
3	上　海	6.072 679 775	74.19
4	浙　江	5.379 608 923	69.83
5	江　苏	4.957 562 376	67.03
6	广　东	4.547 104 070	64.20
7	天　津	4.513 884 257	63.96
8	湖　南	4.164 270 358	61.44
9	福　建	3.563 166 406	56.83
10	内蒙古	3.378 711 000	55.34
11	山　东	3.365 360 354	55.23
12	海　南	3.187 056 182	53.75
13	湖　北	3.112 421 511	53.11
14	江　西	3.034 570 245	52.45
15	广　西	2.822 814 381	50.58
16	河　南	2.732 907 544	49.77
17	西　藏	2.662 232 202	49.12
18	四　川	2.644 538 780	48.96
19	辽　宁	2.603 507 475	48.58
20	安　徽	2.574 605 996	48.31
21	青　海	2.501 101 677	47.61
22	新　疆	2.335 548 454	46.01

（续表）

排名	省区市	健康保障指数得分	健康保障指数百分制得分
23	陕　西	2.215 551 144	44.81
24	甘　肃	2.188 550 761	44.54
25	吉　林	2.180 639 099	44.46
26	重　庆	2.172 279 710	44.37
27	山　西	2.156 995 404	44.22
28	河　北	2.116 625 746	43.80
29	宁　夏	2.068 981 490	43.31
30	云　南	1.916 600 145	41.68
31	黑龙江	1.577 439 212	37.81
—	全国平均值	3.326 667 721	53.77
—	百分标准值	11.032 354 01	100

（二）健康保障指数比较分析

健康保障指数排在前十位的地区中，包括了北京、上海、浙江、江苏、广东、天津、福建7个东部沿海地区，另外3个来自中西部地区的贵州、湖南、内蒙古。健康保障维度设置了“城镇居民人均可支配收入（元/人）”、“农村居民纯收入（元/人）”、“基本医疗保险参保人数年均增长率（%）”、“城镇登记失业率（%）”等指标，主要考察的是居民收入、社会保障等。居民收入越高，其在健康方面的需求和实际投入越高，两者呈现出明显的正相关关系。对于中低收入的居民而言，政府提供的社会保障是其呵护健康的主要屏障。

健康保障指数排名第一位的贵州省，从此前的第二十二位跃升至榜首，超越了北京、上海、浙江、江苏。2015年，时任贵州省委、省政府召开历史上第一次全省医疗卫生事业发展大会。原省委书记陈敏尔提出，要像抓教育一样下更大决心抓好医疗卫生事业，明确要求举全省之力打造“健康贵州”，以全民健康助推全面小康。同时，贵州省配套出台了加快医疗卫生事业改革发展的纲领性文件《中共贵州省委贵州省人民政府关于大力推动医疗卫生事业改革发展的意见》。2015年，全省新农合参合率达到99.12%，政府补助标准提高到380元，住院实际补偿比例达到65%，补偿水平居全国前列，全面实施城乡居民大病保险，大病保险补偿金额7.73亿元，受益群众9.16万人。[1]从贵州的例子可以看出，只要政府加大投入，社会保障诸要素是可以实现跨越式发展的。

而北京、上海、浙江、江苏等东部沿海地区，借助经济发展基础较好的优势，近年来不断完善社会保障制度，城乡居民基本养老保险制度进一步完善、基础养老金多次上调、职工工资收入持续增长，居民收入水平和社会保障水平不断提高，健康保障获得了有力支撑。

七　31个省区市健康环境指数得分

（一）健康环境指数得分排序

31个省区市健康环境指数百分制得分排在前五位的地区是：福建（89.81分）、江西（87.04分）、浙江（86.14分）、广西（84.18分）、海南（83.76分）；排在后五位的地区是：宁夏（57.94分）、天津（56.64分）、甘肃（52.57分）、新疆（51.41分）、青海（50.16分）。排在第一位的福建比最后一位的青海高39.65分（见图3–7、表3–7）。

[1] 芦晓娟.打造“健康贵州”　筑牢幸福之基［N/OL］.多彩贵州网.2016–03–10［2016–03–10］.http://news.gog.cn/system/2016/03/10/014809846.shtml.

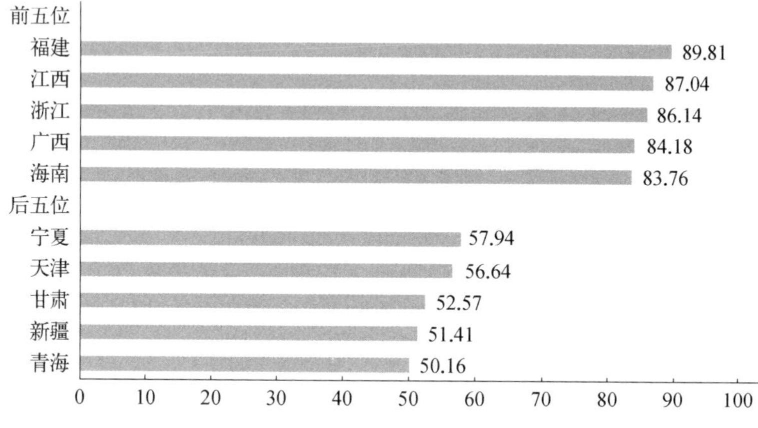

图3-7　31个省区市健康环境指数前后五位得分排序

表3-7　31个省区市健康环境指数

排名	省区市	健康环境指数得分	健康环境指数百分制得分
1	福　建	28.967 336 03	89.81
2	江　西	27.209 574 58	87.04
3	浙　江	26.648 447 63	86.14
4	广　西	25.445 439 57	84.18
5	海　南	25.197 496 76	83.76
6	广　东	24.214 201 78	82.11
7	湖　南	23.245 567 27	80.45
8	云　南	23.180 321 75	80.34
9	陕　西	21.421 317 54	77.23
10	重　庆	20.568 970 38	75.68
11	黑龙江	20.513 425 04	75.58
12	辽　宁	20.349 776 50	75.28
13	北　京	20.252 303 11	75.10
14	吉　林	19.999 485 64	74.63

（续表）

排名	省区市	健康环境指数得分	健康环境指数 百分制得分
15	湖　北	19.908 411 70	74.46
16	四　川	19.351 998 38	73.41
17	贵　州	19.341 699 68	73.39
18	安　徽	17.575 686 57	69.96
19	河　北	16.199 506 92	67.16
20	内蒙古	15.198 670 95	65.06
21	河　南	15.173 904 92	65.00
22	山　东	14.610 052 83	63.78
23	山　西	14.464 613 20	63.46
24	江　苏	14.431 027 37	63.39
25	西　藏	12.801 227 60	59.70
26	上　海	12.335 376 01	58.61
27	宁　夏	12.054 882 78	57.94
28	天　津	11.522 484 24	56.64
29	甘　肃	9.924 391 173	52.57
30	新　疆	9.492 613 665	51.41
31	青　海	9.037 215 719	50.16
—	全国平均值	18.407 658 94	70.76
—	百分标准值	35.912 190 13	100

（二）健康环境指数比较分析

健康环境维度既包括“建成区绿化覆盖率（%）”、“森林覆盖率（%）”等带有自然禀赋特征的指标，又包括“生活垃圾无害化处理率（%）”、“人均废气中污染物排放情况（吨/人）”等反映人类活动的指标。考察的是自然与人类活动共同营造的复合环境。

福建省位居健康环境指数的榜首，江西、浙江、广西、海南紧随其后。根据统计数据，福建省“森林覆盖率（%）”高达65.95%，排名全国第一，“建成区绿化覆盖率（%）”排名全国第三，“生活垃圾无害化处理率（%）”排名全国第七，“人均废气中污染物排放量（吨/人）”排名全国第十一。福建省坚持绿色发展之路，着力打造山清、水秀、天蓝的生态环境。2014年，福建在全国首创性地提出建设“生态文明示范区”，推行“绿色GDP”核算体系，对34个县取消生产总值考核，取而代之的是考核生态和农民增收。2016年4月，福建省政府印发实施《福建省“十三五”林业发展专项规划》，将建设“现代林业先行区”纳入了政府年度考核目标，要求各地站在生态文明先行区和试验区的高度，以一批生态文明建设的新成果，来巩固和提高福建生态建设在全国的领先地位。2016年福建成为我国首批国家生态文明试验区，走出了一条人与自然和谐发展的生态之路。[1]

需要指出的是，自然环境对居民健康的影响比较复杂，难以体现为较直接的因果联系，它呈现的更多是一种潜在效应。比如上海，其“建成区绿化覆盖率（%）”、“森林覆盖率（%）”两项指标排名均不理想，但上海在居民健康方面投入很大、效率很高，投入和产出之间实现了良性循环，因而上海在健康中国综合指数排名中占据榜首，预期寿命亦是全国最高，达到了发达国家的水准。而西藏、海南等地，自然环境是公认较为理想的，直接表征居民身体健康的指标却不尽人意，西藏的预期寿命居于全国末位，“肺结核发病率”居于全国第二高，海南的“肺结核发病率”亦居全国第五高。

健康中国建设是一个系统工程，各要素之间彼此作用、相互制

[1] 吴兆喆，张羽茜，黄海等.福建先行先试建设国家生态文明试验区[N/OL].中国林业网，2017-01-04[2017-01-04].http://www.forestry.gov.cn/main/195/content-936084.html.

约，共同影响人民群众的健康状况。健康中国建设的目标，就是要以促进人民健康为指向，发现并逐步纠正和消除经济社会发展中的结构性失衡，兼顾各要素之间的均衡发展，让人民生活更健康、更幸福。

第四章
健康中国进步指数

健康中国进步指数，是将31个省区市近两年的健康指数进行比较后得出的，是一种纵向数据，衡量的是31个省区市在前一年基础上各维度的推进情况。

一　31个省区市健康中国综合进步指数

31个省区市健康中国综合进步指数排在前五位的地区是：西藏（7.46%）、贵州（3.96%）、广东（1.70%）、天津（1.27%）、北京（1.25%）；排在后五位的是：山东（−0.34%）、浙江（−0.43%）、山西（−0.86%）、广西（−1.49%）、青海（−2.63%）。排在第一位的西藏比最后一位的青海高10.09个百分点（见图4-1、表4-1）。

健康中国综合进步指数显示，西藏、贵州等23个省区市的健康中国指数呈现增长趋势，重庆、江西等8个省区市呈现负增长状态。健康中国进步指数排在前五位的地区中，西藏、贵州位于我国西部地区，广东、天津、北京位于我国东部沿海地区。健康中国进步指数出现负增长的8个地区中，重庆、江西、四川、山西、广西以及青海来自我国中西部地区，山东和浙江为东部沿海地区。

健康中国进步指数排第一位的西藏，进步指数高达7.46%，贵州

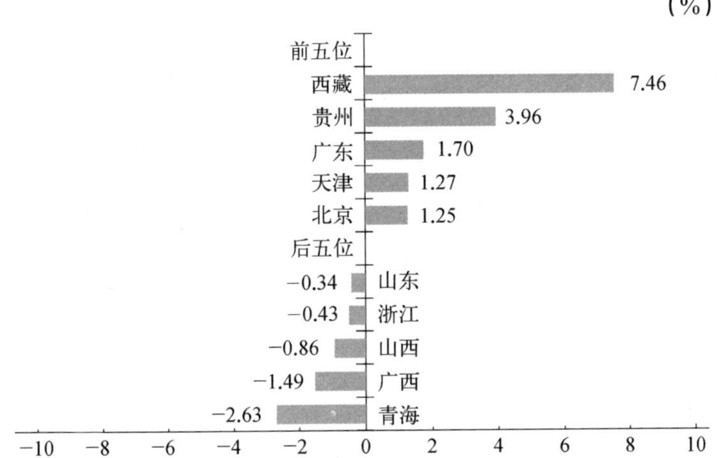

图4–1　31个省区市健康中国综合进步指数前后五位比较

表4–1　31个省区市健康中国综合进步指数

排名	省区市	健康中国指数百分制得分		进步指数（增长百分比）
		2015年	2016年	
1	西　藏	72.38	77.78	7.46
2	贵　州	69.68	72.44	3.96
3	广　东	78.33	79.66	1.70
4	天　津	78.30	79.29	1.27
5	北　京	87.26	88.35	1.25
6	湖　南	73.98	74.85	1.18
7	陕　西	74.07	74.72	0.87
8	新　疆	73.05	73.66	0.84
9	黑龙江	73.52	74.11	0.80
10	海　南	73.03	73.56	0.73
11	安　徽	74.61	75.11	0.68
12	福　建	76.87	77.35	0.62
13	上　海	88.20	88.72	0.59

（续表）

排名	省区市	健康中国指数百分制得分		进步指数（增长百分比）
		2015年	2016年	
14	河　北	75.46	75.84	0.50
15	内蒙古	77.71	78.10	0.50
16	吉　林	73.82	74.08	0.36
17	辽　宁	77.05	77.25	0.26
18	甘　肃	73.39	73.57	0.24
19	湖　北	80.27	80.45	0.22
20	江　苏	83.88	84.02	0.17
21	宁　夏	77.31	77.41	0.14
22	河　南	75.01	75.04	0.04
23	云　南	70.28	70.29	0.02
24	重　庆	75.17	75.13	−0.04
25	江　西	74.81	74.67	−0.20
26	四　川	77.00	76.85	−0.20
27	山　东	80.62	80.35	−0.34
28	浙　江	84.68	84.32	−0.43
29	山　西	75.37	74.72	−0.86
30	广　西	75.20	74.08	−1.49
31	青　海	78.66	76.60	−2.63

紧随其后，进步指数为3.96%。西藏是我国西南边陲的重要门户，在中央财政和17个对口援藏省市的大力支持下，医疗卫生事业取得了长足的进步，从健康中国综合总指数来看，西藏自治区排在全国第十位。近年来，西藏全面深化医改稳步推进，公立医院综合改革全面启动，分级诊疗、取消药品加成、医疗联合体建设等重点任务有效推进。

农牧民医疗保障水平不断提高，政府补助标准达到475元，农牧区医疗制度县、乡覆盖率均达到100%。卫生人才队伍不断壮大，全区卫生人员达到18 882人。健康扶贫深入开展，包虫病、白内障纳入救治病种范围，在国家卫生计生委的大力支持下，包虫病防治工作深入推进，治疗工作也在同步开展。公共卫生工作力度不断加大，人均基本公共卫生服务经费标准达到65元，基本公共卫生服务得到全面落实，重大公共卫生服务项目持续推进，全区孕产妇死亡率和婴儿死亡率分别下降到109.9/10万、13.89‰，住院分娩率提高到92%。藏医医药事业稳步发展，实施了基层藏医医药服务能力提升工程，乡镇卫生院和村卫生室藏医医药覆盖率分别达到89%和36%。[1]

健康中国进步指数排名后五位的地区中，包括山东、浙江两个东部沿海省份，其进步指数均为负值，分别为−0.34%和−0.43%，但山东和浙江在健康中国综合指数排名中分列第六名和第三名。之所以出现这种情况，可能是因为山东和浙江本来基数较高，又或者是缘于经济发展新常态的影响。

健康中国进步指数排名中，贵州省位列全国第二，进步指数达到3.96%。2016年，贵州省大力实施“医疗卫生五大建设工程”，新建、改建、扩建上百所综合性医院，加强乡镇卫生院、社区卫生服务中心（站）、村卫生室、专业公共卫生机构的标准化建设，大幅提升医疗资源总量特别是优质医疗资源总量，进一步优化城乡医疗卫生资源结构布局[2]，取得了显著成效。但值得关注的是，贵州健康中国指数综合得分为72.44分，排名全国第三十一位，说明贵州省在健康中国建设中还有较大的上升空间，需要继续加大投入并提高绩效，进一步拉近与东部沿海地区之间的差距。

---

[1]　王茜.开创西藏医疗卫生事业发展新局面[N/OL].中国西藏网，2017-09-15[2017-09-15].http://www.tibet.cn/news/focus/1505454524259.shtml.

[2]　芦晓娟.打造“健康贵州”　筑牢幸福之基[N/OL].多彩贵州网，2015-03-31[2015-03-31].http://news.gog.cn/system/2015/03/31/014215773.shtml.

二　31个省区市健康设施进步指数

31个省区市健康设施进步指数排在前五位的地区是：浙江（3.48%）、重庆（2.65%）、云南（2.60%）、湖南（2.55%）、天津（2.09%）；排在后五位的地区是：江西（0.11%）、内蒙古（0.04%）、安徽（-0.14%）、黑龙江（-0.33%）、山东（-1.36%）。排在第一位的浙江比最后一位的山东高4.84个百分点（见图4-2、表4-2）。

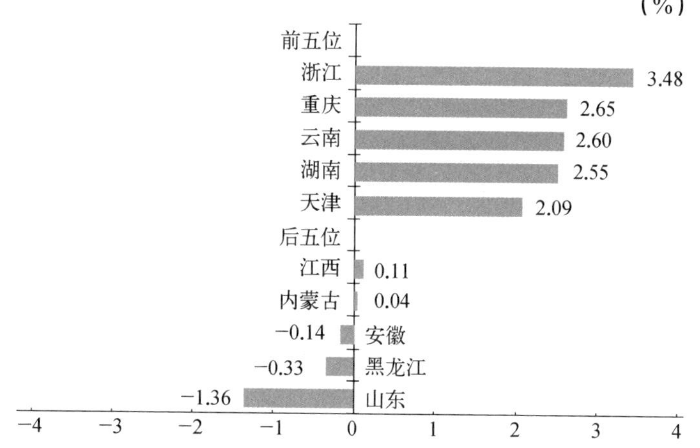

图4-2　31个省区市健康设施进步指数前后五位比较

表4-2　31个省区市健康设施进步指数

排名	省区市	健康设施指数百分制得分		进步指数（增长百分比）
		2015年	2016年	
1	浙　江	84.52	87.47	3.48
2	重　庆	71.76	73.66	2.65
3	云　南	71.71	73.57	2.60
4	湖　南	69.40	71.17	2.55
5	天　津	69.80	71.26	2.09
6	新　疆	68.70	70.04	1.96
7	江　苏	78.21	79.60	1.78

（续表）

排名	省区市	健康设施指数百分制得分		进步指数（增长百分比）
		2015年	2016年	
8	海　南	72.42	73.64	1.69
9	辽　宁	67.74	68.84	1.63
10	上　海	82.54	83.60	1.28
11	西　藏	68.97	69.85	1.27
12	福　建	72.03	72.84	1.12
13	河　北	81.29	82.19	1.11
14	甘　肃	75.95	76.75	1.05
15	贵　州	70.01	70.65	0.91
16	河　南	82.56	83.26	0.85
17	四　川	79.62	80.22	0.76
18	广　西	75.02	75.47	0.61
19	广　东	76.69	77.13	0.57
20	陕　西	72.65	73.04	0.54
21	湖　北	81.42	81.81	0.49
22	吉　林	66.43	66.67	0.35
23	青　海	67.74	67.92	0.27
24	宁　夏	70.39	70.57	0.26
25	北　京	74.68	74.86	0.24
26	山　西	66.88	66.98	0.15
27	江　西	74.72	74.80	0.11
28	内蒙古	67.36	67.39	0.04
29	安　徽	71.17	71.07	−0.14
30	黑龙江	61.00	60.80	−0.33
31	山　东	85.43	84.27	−1.36

健康设施进步指数显示，浙江、重庆等28个省区市的健康设施指数较上一年有所增长，安徽、黑龙江和山东较上一年略有下降。健康设施进步指数排在前五位的地区中，重庆、云南、湖南为中西部地区省份，浙江和天津位于东部地区。健康设施进步指数排在后五位的江西、安徽位于我国中西部地区，黑龙江位于我国东北部地区，内蒙古位于我国中北部地区，山东是唯一来自东部地区的省份。

健康设施进步指数排在第一位的浙江，进步指数为3.48%，紧随其后的重庆、云南、湖南及天津的进步指数均超过了2%。近年来，浙江省医疗卫生事业发展不断加速，医疗卫生费用财政拨款年均增长15%以上，城乡疾病预防控制网络逐渐成形，疾病监测能力、发现能力和处置能力居于全国前列。站在改革开放前沿的浙江，积极引入民间资本和社会力量夯实健康基础，抢抓健康产业发展新机遇，为人民群众提供多样化的医疗卫生设施。

三 31个省区市健康服务进步指数

31个省区市健康服务进步指数排在前五位的地区是：西藏（11.75%）、贵州（6.04%）、云南（4.21%）、宁夏（3.50%）、新疆（3.47%）；排在后五位的是：福建（−0.10%）、河南（−0.28%）、吉林（−1.12%）、青海（−1.35%）、山西（−1.59%）。排在第一位的西藏比最后一位的山西高13.34个百分点（见图4-3、表4-3）。

根据健康服务进步指数数据，西藏、贵州等25个省区市的健康服务指数较上一年有所增长，辽宁、福建等6个省份较上一年有所下降。健康中国进步指数排在前五位的均来自我国西部地区，健康服务进步指数排名后五位的地区中，福建位于东部地区，河南、青海和陕西位于中西部地区，吉林位于东北部地区。

从数据可以看出，健康服务进步指数整体态势良好。健康服务进步指数排名第一位的西藏，健康服务指数增幅高达11.75%，紧随其

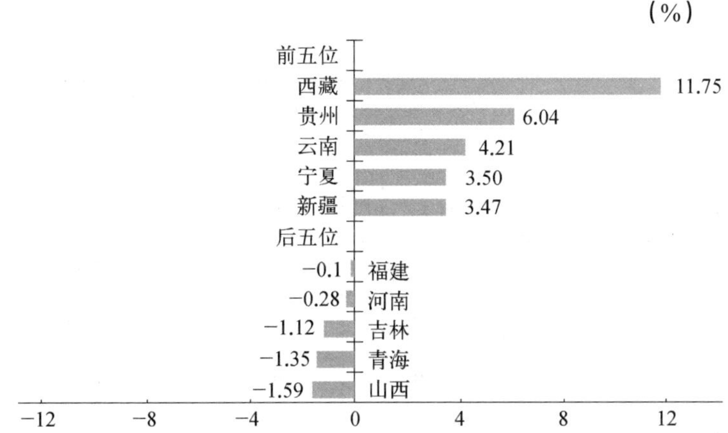

图 4–3 31 个省区市健康服务进步指数前后五位比较

表 4–3 31 个省区市健康服务进步指数

排名	省区市	健康服务指数百分制得分		进步指数（增长百分比）
		2015年	2016年	
1	西 藏	67.62	75.56	11.75
2	贵 州	62.25	66.01	6.04
3	云 南	59.22	61.71	4.21
4	宁 夏	70.10	72.55	3.50
5	新 疆	70.43	72.87	3.47
6	天 津	68.85	71.20	3.41
7	广 东	68.39	70.65	3.30
8	北 京	85.75	88.11	2.76
9	陕 西	67.34	69.13	2.67
10	重 庆	67.27	69.01	2.60
11	海 南	62.37	63.84	2.36
12	内蒙古	72.29	73.96	2.32
13	江 苏	75.80	77.28	1.96
14	湖 南	64.49	65.59	1.70

（续表）

排名	省区市	健康服务指数百分制得分		进步指数（增长百分比）
		2015年	2016年	
15	山　东	71.61	72.72	1.56
16	甘　肃	67.41	68.45	1.54
17	四　川	70.38	71.40	1.45
18	黑龙江	65.46	66.41	1.45
19	浙　江	79.47	80.60	1.42
20	湖　北	73.14	74.08	1.28
21	河　北	66.55	67.28	1.10
22	安　徽	65.67	66.37	1.06
23	上　海	81.49	82.11	0.76
24	江　西	65.24	65.69	0.70
25	广　西	67.37	67.82	0.67
26	辽　宁	68.84	68.80	−0.06
27	福　建	67.19	67.13	−0.10
28	河　南	67.73	67.54	−0.28
29	吉　林	64.52	63.79	−1.12
30	青　海	74.59	73.58	−1.35
31	山　西	66.00	64.95	−1.59

后的贵州，健康服务指数增幅达到了6.04%。近年来，西藏自治区政府把医疗卫生作为重要民生工作给予全力支持，全国各对口援藏省市不断加大援藏工作力度，推动援藏项目资金落实，医疗人才“组团式”援藏、卫生援藏和对口帮扶成为推动西藏自治区医疗卫生事业发展的重要力量。

目前，西藏自治区以免费医疗为基础，以政府投入为主导，家庭账户、大病统筹和医疗救助相结合的农牧区医疗制度已经全面建立，疾病预防控制工作成效显著，藏医藏药事业得到振兴发展，“十三五”期间，拉萨市将建立以公立藏医医疗机构为主导、非公立藏医医疗机构共同发展、基层藏医药服务能力突出的藏医医疗服务体系。[1]西藏与其他地区的医疗卫生事业差距不断缩小，居民主要健康指标持续提高。

四　31个省区市健康管理进步指数

31个省区市健康管理进步指数排在前五位的地区是：西藏（4.04%）、安徽（1.26%）、山西（0.37%）、甘肃（0.17%）、山东（0.11%）。排在后五位的是：青海（−1.60%）、贵州（−1.82%）、云南（−2.63%）、广西（−4.05%）、新疆（−4.87%）。排在第一位的西藏比最后一位的新疆高8.91个百分点（见图4-4、表4-4）。

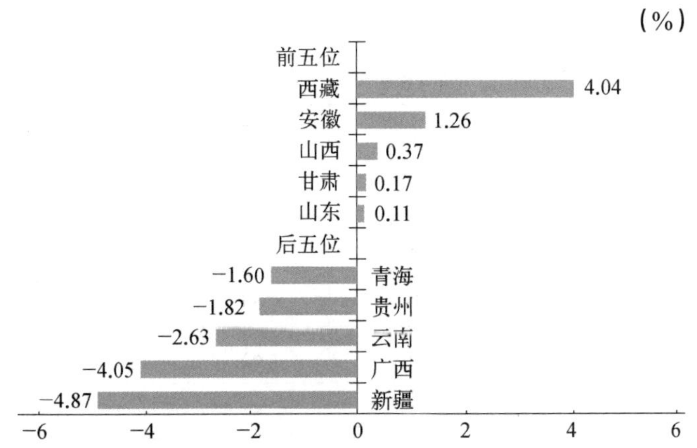

图4-4　31个省区市健康管理进步指数前后五位比较

[1] 王媛媛，汪庆.西藏构建医疗新格局[N/OL].中国西藏网，2017-05-11[2017-05-11].http://xz.people.com.cn/n2/2017/0511/c138901-30167647.html.

表4-4 31个省区市健康管理进步指数

排名	省区市	健康管理指数百分制得分		进步指数（增长百分比）
		2015年	2016年	
1	西 藏	73.15	76.10	4.04
2	安 徽	83.57	84.63	1.26
3	山 西	85.21	85.52	0.37
4	甘 肃	84.39	84.53	0.17
5	山 东	86.98	87.07	0.11
6	江 苏	87.72	87.79	0.09
7	宁 夏	85.85	85.91	0.07
8	河 北	85.75	85.80	0.06
9	河 南	83.32	83.34	0.03
10	福 建	86.29	86.26	−0.03
11	上 海	89.43	89.39	−0.04
12	吉 林	85.96	85.91	−0.06
13	浙 江	87.57	87.45	−0.14
14	天 津	88.86	88.73	−0.15
15	江 西	84.10	83.96	−0.17
16	黑龙江	85.01	84.80	−0.24
17	陕 西	85.94	85.72	−0.26
18	内蒙古	86.16	85.94	−0.26
19	湖 北	84.67	84.44	−0.28
20	湖 南	83.90	83.64	−0.30
21	北 京	89.26	88.99	−0.31
22	广 东	85.58	85.19	−0.45

（续表）

排名	省区市	健康管理指数百分制得分		进步指数（增长百分比）
		2015年	2016年	
23	辽　宁	86.51	86.12	−0.46
24	海　南	83.97	83.56	−0.49
25	四　川	84.35	83.53	−0.97
26	重　庆	84.39	83.41	−1.15
27	青　海	81.55	80.25	−1.60
28	贵　州	80.30	78.85	−1.82
29	云　南	81.86	79.71	−2.63
30	广　西	82.94	79.59	−4.05
31	新　疆	78.56	74.73	−4.87

健康管理进步指数显示，西藏、安徽等9个地区的健康管理指数较上一年有所增长，新疆、广西等22个省区市比上一年有所下降。健康中国进步指数排在前五位的地区中，西藏、安徽、山西、甘肃位于中西部地区，山东位于东部。排在后五位的青海、贵州、云南、广西、新疆均为我国中西部地区。根据数据，健康管理进步指数表现不甚理想，出现了普遍下降的局面。

健康管理进步指数排名第一位的西藏，健康管理增幅为4.04%。增长率为0.98%。健康管理指数与居民健康状况直接相关，其增长幅度较大，说明西藏自治区居民的健康水平有了提升。西藏自治区健康中国综合指数在全国排名第十位，说明西藏医疗卫生事业取得了长足的进步。但需要注意的是，西藏2016年健康管理指数最终得分只有76.10分，位列倒数第二。因而，从绝对值上来说，西藏在健康中国之路上，依然任重道远，需要付出持久的努力。

五　31个省区市健康保障进步指数

31个省区市健康保障进步指数排在前五位的地区是：贵州（76.51%）、湖南（33.31%）、江西（18.49%）、海南（15.87%）、内蒙古（12.49%）；排在后五位的地区是：广东（−10.19%）、山东（−11.74%）、浙江（−15.76%）、重庆（−17.24%）、西藏（−23.85%）。排在第一位的贵州比最后一位的西藏高100.36个百分点（见图4−5、表4−5）。

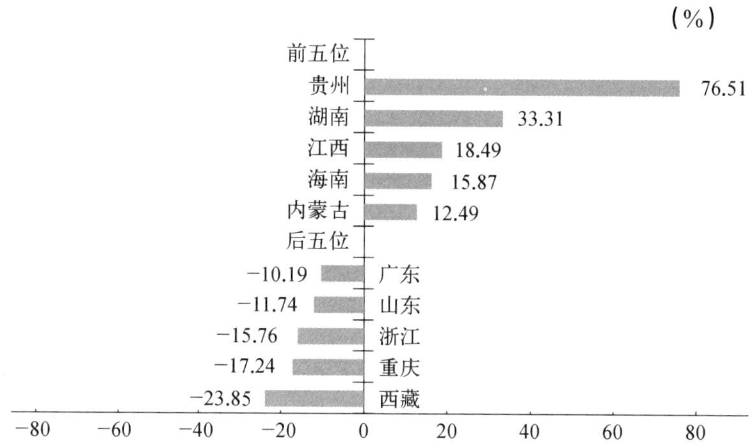

图4−5　31个省区市健康保障进步指数前后五位比较

表4−5　31个省区市健康保障进步指数

排名	省区市	健康保障指数百分制得分		进步指数（增长百分比）
		2015年	2016年	
1	贵　州	45.84	80.91	76.51
2	湖　南	46.09	61.44	33.31
3	江　西	44.26	52.45	18.49
4	海　南	46.39	53.75	15.87
5	内蒙古	49.20	55.34	12.49
6	湖　北	47.56	53.11	11.67

（续表）

排名	省区市	健康保障指数百分制得分		进步指数（增长百分比）
		2015年	2016年	
7	云　南	38.77	41.68	7.51
8	上　海	69.25	74.19	7.14
9	黑龙江	35.34	37.81	7.01
10	新　疆	43.10	46.01	6.75
11	广　西	47.85	50.58	5.71
12	陕　西	42.64	44.81	5.09
13	天　津	60.91	63.96	5.01
14	甘　肃	42.77	44.54	4.14
15	吉　林	43.04	44.46	3.30
16	福　建	55.18	56.83	2.98
17	山　西	42.98	44.22	2.88
18	四　川	47.65	48.96	2.75
19	青　海	46.82	47.61	1.70
20	江　苏	66.68	67.03	0.53
21	北　京	81.59	80.55	−1.28
22	宁　夏	43.92	43.31	−1.40
23	辽　宁	49.81	48.58	−2.46
24	河　南	51.26	49.77	−2.90
25	河　北	46.21	43.80	−5.21
26	安　徽	51.5	48.31	−6.19
27	广　东	71.48	64.20	−10.19
28	山　东	62.58	55.23	−11.74
29	浙　江	82.90	69.83	−15.76
30	重　庆	53.61	44.37	−17.24
31	西　藏	64.51	49.12	−23.85

根据统计数据来看，健康保障进步指数波动非常大，增幅和降幅都很明显。健康保障维度中的指标多与经济收入和社会保障相关，因此受经济大环境的影响较为明显。中国进入经济新常态后，经济状况的波动影响了指数，因此，在经济新常态的背景下，如何让健康中国建设步入稳定可持续的发展轨道成为亟待研究的课题。

健康保障进步指数显示，贵州、湖南等20个省区市的健康保障指数呈增长态势，西藏、重庆等11个省区市呈现下降态势。健康保障进步指数排在前五位的地区中，贵州、湖南、江西、内蒙古来自中西部地区，海南来自南部地区。健康保障进步指数排在后五位的地区中，广东、山东、浙江来自东部沿海地区，重庆、西藏来自西部地区。

健康保障进步指数排在全国第一位的贵州，其增幅达到了76.51%，排名第二位的湖南，增幅为33.31%，紧随其后的江西、海南、内蒙古、湖北等地，增幅分别为18.49%、15.87%、12.49%、11.67%。近年来，贵州将医疗卫生事业摆在经济社会发展的突出位置，大幅提升基本公共卫生服务均等化水平，全力推进新农合基本医疗保障体系建设。2015年开始全面实施城乡居民大病保险，当年实现大病保险补偿金额7.73亿元，受益群众9.16万人。同年开展提高农村贫困人口医疗救助保障水平促进精准扶贫试点工作，构建基本医疗保险、大病保险、医疗救助扶助“三重医疗保障”。试点地区受益贫困人口23.55万人次，补偿费用4.47亿元，有效遏制和减少了“因病致贫”、“因病返贫”。多措并举终于带来了丰硕的成果，贵州省医疗卫生事业获得了跨越式发展。

六　31个省区市健康环境进步指数

31个省区市健康环境进步指数排在前五位的地区是：吉林（2.36%）、黑龙江（1.78%）、河北（0.84%）、贵州（0.78%）、山西

（0.72%）；排在后五位的地区是：西藏（-0.48%）、宁夏（-0.52%）、海南（-0.99%）、青海（-1.17%）、北京（-2.11%）。第一位的吉林比最后一位的北京高4.47个百分点（见图4-6、表4-6）。

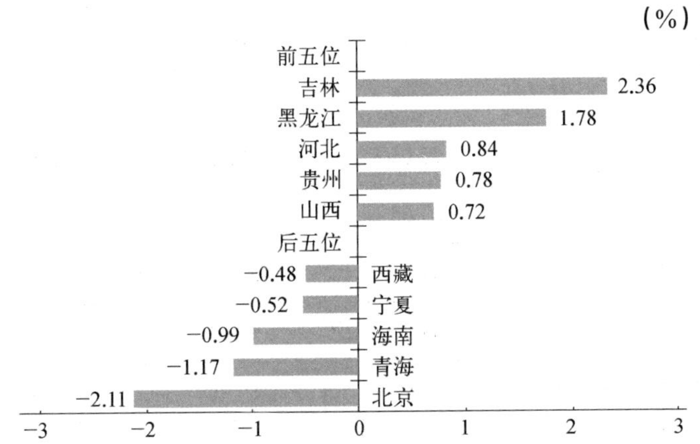

图4-6 31个省区市健康环境进步指数前后五位比较

表4-6 31个省区市健康环境进步指数

排名	省区市	健康环境指数百分制得分		进步指数（增长百分比）
		2015年	2016年	
1	吉 林	72.91	74.63	2.36
2	黑龙江	74.25	75.58	1.78
3	河 北	66.61	67.16	0.84
4	贵 州	72.82	73.39	0.78
5	山 西	63.01	63.46	0.72
6	四 川	72.98	73.41	0.59
7	新 疆	51.16	51.41	0.50
8	辽 宁	74.95	75.28	0.43
9	广 东	81.77	82.11	0.42
10	江 苏	63.15	63.39	0.38

（续表）

排名	省区市	健康环境指数百分制得分		进步指数（增长百分比）
		2015年	2016年	
11	湖　南	80.17	80.45	0.35
12	天　津	56.46	56.64	0.32
13	陕　西	77.04	77.23	0.25
14	福　建	89.68	89.81	0.14
15	河　南	64.91	65.00	0.14
16	上　海	58.56	58.61	0.08
17	安　徽	69.94	69.96	0.03
18	内蒙古	65.06	65.06	0.00
19	湖　北	74.46	74.46	−0.01
20	江　西	87.07	87.04	−0.03
21	甘　肃	52.61	52.57	−0.09
22	浙　江	86.23	86.14	−0.10
23	重　庆	75.79	75.68	−0.14
24	广　西	84.35	84.18	−0.21
25	山　东	63.92	63.78	−0.22
26	云　南	80.69	80.34	−0.44
27	西　藏	59.99	59.70	−0.48
28	宁　夏	58.24	57.94	−0.52
29	海　南	84.60	83.76	−0.99
30	青　海	50.76	50.16	−1.17
31	北　京	76.72	75.10	−2.11

健康环境进步指数显示，吉林、黑龙江等17个省区市的健康环境指数有所增长，内蒙古自治区健康环境指数与去年持平，北京、青海等13个省区市呈略微下降的态势。健康中国进步指数排名前五位的地区中，吉林、黑龙江位于东北部地区，贵州、山西来自中西部地区，河北位于东部沿海地区。排在后五位的地区中，西藏、宁夏、青海位于西部地区，海南位于南部地区，北京位于东部地区。根据统计数据，健康环境进步指数的波动不明显，增幅和降幅均比较小，呈现出一种相对稳定的状态。

吉林在健康环境进步指数中排名第一，增幅为2.36%。北京在健康环境进步指数中排名末位，降幅为2.11%。近几年，我国大部分地区饱受雾霾等环境污染的侵扰，不仅是京津冀等传统重工业区，就连地广人稀的新疆等地也屡屡出现空气污染指数爆表的局面，经济增长付出的生态代价是巨大的。污染的河流、土壤等对居民健康造成了影响，给健康中国建设带来严峻的挑战。如何才能在绿水青山与金山银山之间找到一条人与自然和谐共生的道路，让天更蓝、水更清、人民群众更健康，这是当前我国亟待破解的重大课题。

2013年，我国颁布实施《大气污染防治行动计划》。2014年至2016年，累计淘汰黄标车和老旧车辆1 600余万辆。燃煤火电机组基本实现脱硫脱硝全覆盖。2016年《中国健康事业的发展与人权进步》白皮书显示，2016年，我国全面推动落实《水污染防治行动计划》，加强流域水环境综合治理。落实长江经济带大保护工作，组织排查城市黑臭水体。全国地表水国控监测断面Ⅰ-Ⅲ类水体比例达67.8%，劣Ⅴ类水体比例降至8.6%，全国338个地级及以上城市细颗粒物（PM2.5）平均浓度同比下降6.0%，空气优良天数同比提高2.1个百分点。

近年来，除了中央政府采取强有力的措施之外，各地方政府在优化生态环境方面投入亦十分可观。比如上海，为了禁止在外环线内燃放烟花爆竹，投入了大量人力物力。关停污染企业、治理黑臭水体更是开展得如火如荼，健康环境指数由58.56升至58.61，进步指数为0.08%。又比如首都北京，为了治理雾霾可谓是多措并举、重拳出击，但在短时间内似乎很难取得立竿见影的效果，北京健康环境进步指数为负值也验证了这一点。根据统计数据，31个省区市的变化幅度总体而言都很小，因为多重因素的复合影响，尚有北京、青海、海南等13个省区市的健康环境指数出现下降现象。由此可以看出，环境治理是一项长期工程，不可能一蹴而就，其成效需要较长的时间方能显现。

第五章

健康中国若干核心指标比较

一　每万人口医疗卫生机构数（个/万人）

根据数据（见图5–1、表5–1），每万人口医疗卫生机构数排在前五位的地区是：西藏（21.031个/万人）、山西（11.191个/万人）、甘肃（10.692个/万人）、河北（10.585个/万人）青海（10.583个/万人）；排在后五位的是：广东（4.454个/万人）、安徽（4.045个/万人）、江苏（4.003个/万人）、天津（3.376个/万人）、上海（2.077个/万人）。

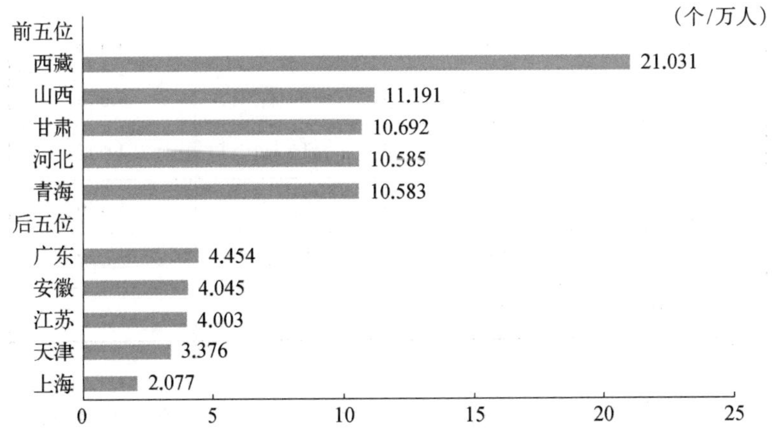

图5–1　31个省区市每万人口医疗卫生机构数前后五位比较

每万人口医疗卫生机构数排在第一位的西藏比排在最后的上海多18.954个/万人。

表5-1 31个省区市每万人口医疗卫生机构数

地区＼指标	每万人口医疗卫生机构数（个/万人）	地区＼指标	每万人口医疗卫生机构数（个/万人）
西藏	21.031	福建	7.273
山西	11.191	广西	7.181
甘肃	10.692	重庆	6.565
河北	10.585	宁夏	6.419
青海	10.583	湖北	6.182
四川	9.765	浙江	5.621
陕西	9.763	海南	5.539
内蒙古	9.513	黑龙江	5.444
湖南	9.236	云南	5.099
江西	8.444	北京	4.501
贵州	8.134	广东	4.454
辽宁	8.041	安徽	4.045
新疆	7.965	江苏	4.003
山东	7.846	天津	3.376
河南	7.531	上海	2.077
吉林	7.487		

每万人口医疗卫生机构数这一指标呈现出一种较稳定的特征，西藏自治区每万人医疗卫生机构数，在全国排名蝉联第一位，

达到21.031个/万人，比排在第二位的山西多出9.84个/万人，优势明显。近年来，随着西藏经济的快速发展以及中央政府对西藏的倾斜投入，西藏的医疗卫生事业取得了巨大进步。目前，西藏自治区已经建成了以拉萨为中心，遍布城乡的医疗卫生网络，基本实现了县有卫生服务中心、疾控中心，乡有卫生院，村有卫生室的目标，率先在全国实现了城乡一体化和社会全覆盖。[1]西藏医疗卫生机构医疗卫生服务人员的人均数量，亦在全国领先，西藏“每万人口基层医疗卫生机构人员数”在31个省区市中排名同样位居第一。同时，西藏自治区政府还设立专项基金扶持藏医医药事业传承和稳步发展，乡镇卫生院和村卫生室藏医医药覆盖率分别达到89%和36%。但值得注意的是，由于特殊的历史、地理因素的影响，西藏自治区医疗卫生资源不均衡的现象依然存在，地区差异依然很大。

此外，一个现象是上海、北京等公认优质医疗资源集中的地区在每万人口医疗卫生机构数这一指标上却位列榜末，似乎不甚符合人们的直观印象。究其原因，应是缘于上海、北京等地人口稠密，而西藏、青海、新疆等地则是地广人稀，以每万人口医疗卫生机构数为衡量，差距自然悬殊。

二　医疗开支占地区生产总值比重（%）

根据数据（见图5 2、表5-2），医疗开支占地区生产总值比重排在前五位的地区是：西藏（6.12%）、青海（4.11%）、甘肃（3.68%）、贵州（3.44%）、云南（3.10%）；排在后五位的地区是：天津（1.18%）、浙江（1.13%）、山东（1.11%）、辽宁（0.98%）、江苏（0.93%）。医疗开支占地区生产总值比重排在第一位的西藏比排

[1] 西藏实现医疗卫生服务全覆盖［N/OL］.西藏自治区人民政府网，2017-05-22［2017-05-22］.http://www.xizang.gov.cn/xwzx/ztzl/66zn/fzcj/201705/t20170522_128590.html.

在最后一位的江苏高5.19个百分点。

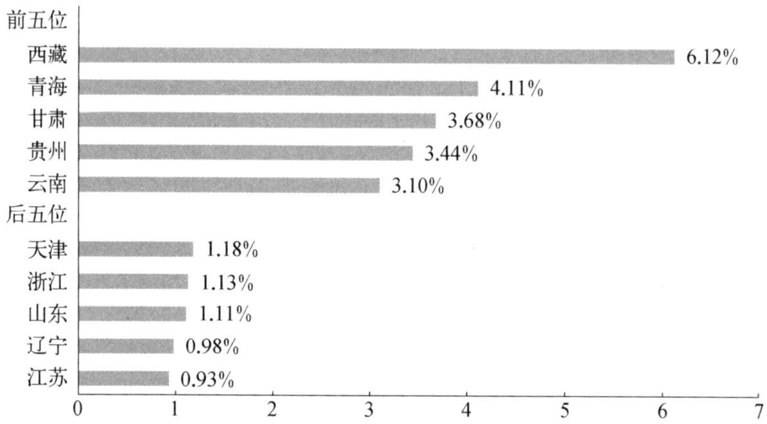

图5–2　31个省区市医疗开支占地区生产总值比重前后五位比较

表5–2　31个省区市医疗开支占地区生产总值比重

地区＼指标	医疗开支占地区生产总值比重(%)	地区＼指标	医疗开支占地区生产总值比重(%)
西　藏	6.12	山　西	2.28
青　海	4.11	安　徽	2.21
甘　肃	3.68	陕　西	2.05
贵　州	3.44	重　庆	2.00
云　南	3.10	河　南	1.94
海　南	2.72	黑龙江	1.82
新　疆	2.62	河　北	1.80
宁　夏	2.55	吉　林	1.75
广　西	2.46	湖　北	1.74
江　西	2.38	湖　南	1.71
四　川	2.28	北　京	1.61

（续表）

指标 地区	医疗开支占地区生产总值比重(%)	指标 地区	医疗开支占地区生产总值比重(%)
内蒙古	1.44	浙　江	1.13
福　建	1.35	山　东	1.11
广　东	1.26	辽　宁	0.98
上　海	1.21	江　苏	0.93
天　津	1.18		

根据统计数据，西藏自治区的医疗开支占地区生产总值比重为6.12%，排在全国第一位，依然居于榜首。“十二五”期间，西藏自治区不断加大对医疗卫生的资金投入，加速推进医疗保障制度建设，落实卫生惠民政策，切实改善居民的医疗环境。目前，西藏城镇基本医保实现了自治区级统筹，参保率超过95%，逐步完善了异地就医管理服务方式，进一步建立了大病保险、医疗救助、疾病应急救治等制度，基本形成了覆盖城乡、相互衔接的基本医疗保障网。[1]

需要指出的是，西藏医疗开支虽然在地区生产总值上占比较高，为6.12%，但其医疗卫生支出占财政支出的比重却排在全国末位，为4.546%，这主要归因于国家的政策倾斜和财政上的大力支持，具有一定的特殊性。西藏气候恶劣，易诱发疾病。中央政府对农牧民一直实行特殊的免费医疗政策。西藏农牧区医疗制度县、乡覆盖率均达到100%，门诊费用得到100%报销补偿，住院费用报销补偿最高达90%。

据统计，党的十八大以来，中央财政和17个对口援藏省市累计

[1] 蒋翠莲，肖涛，西藏卫生与健康事业发展成就斐然［N/OL］. 央广网，2017-04-21［2017-04-21］.http://www.cnr.cn/xz/jrxz/20170421/t20170421_523719577.shtml.

投入资金115.97亿元支持西藏医疗卫生事业发展。全国300多批医疗队先后入藏，诊疗患者近300万人次，完成手术2万多台次。此外，还组织了480名医疗专家进藏，攻关包虫病等地方顽疾。[1]资金扶助与医疗人才“组团式”援藏取得了良好的实效。如今，西藏自治区266种“大病”治疗不用出藏、1 726种“中病”不出地市就能治，严重缺医少药的“帽子”终于摘掉。

三　医疗卫生支出占财政支出的比重(%)

根据数据(见图5–3、表5–3)，医疗卫生支出占财政支出的比重排在前五位的地区是：河南(10.556%)、广西(10.180%)、河北(9.501%)、安徽(9.269%)、贵州(9.159%)；排在后五位的地区是：辽宁(6.291%)、内蒙古(6.046%)、天津(6.033%)、上海(4.901%)、西藏(4.546%)。医疗卫生支出占财政支出的比重排在第一位的河南比排在最后一位的西藏多6.01个百分点。

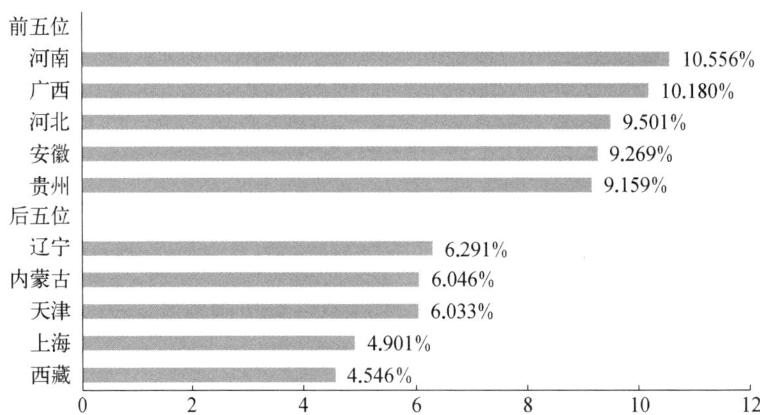

图5–3　31个省区市医疗卫生支出占财政支出的比重前后五位比较

[1] 王茜.开创西藏医疗卫生事业发展新局面[N/OL].中国西藏网，2017–09–15[2017—09–15].http://www.tibet.cn/news/focus/1505454524259.shtml.

表5-3 31个省区市医疗卫生支出占财政支出的比重

地区＼指标	医疗卫生支出占财政支出的比重(%)	地区＼指标	医疗卫生支出占财政支出的比重(%)
河南	10.556	海 南	8.112
广 西	10.180	吉 林	7.641
河 北	9.501	浙 江	7.305
安 徽	9.269	广 东	7.159
贵 州	9.159	黑龙江	6.814
四 川	9.155	江 苏	6.702
江 西	9.038	青 海	6.562
云 南	8.968	宁 夏	6.509
福 建	8.776	北 京	6.458
湖 南	8.619	新 疆	6.413
山 东	8.502	辽 宁	6.291
山 西	8.493	内蒙古	6.046
甘 肃	8.454	天 津	6.033
陕 西	8.441	上 海	4.901
湖 北	8.401	西 藏	4.546
重 庆	8.280		

根据统计数据，31个省区市医疗卫生支出占财政支出的比重较前一年均有了不同幅度的增加，体现了各地政府对于医疗卫生事业的重视和支持。排名第一位的河南，医疗卫生支出占财政支出的比重跃居全国第一，达到10.556%，这一数据是河南省政府强力推进基层医疗卫生服务体系“五年百亿工程”建设的结果。在2011年发布的《河南省“十二五”卫生事业发展规划》中，河南省

明确提出:“政府卫生投入增长幅度不低于经常性财政支出增长幅度。”[1]“十二五”期间,河南省财政不断加大对医疗卫生事业的投入,医疗卫生支出占财政支出比重逐年增长。2015年,河南省财政支出增长12.9%,医疗卫生支出增长18.2%[2],政府医疗卫生投入增长幅度明显高于财政增长幅度。同时,河南省着力优化医疗卫生支出结构,积极推进公立医院改革,探索“医联体”服务模式,促进优质医疗资源向基层辐射,切实惠及民生,取得了良好的实效。

需要强调的是,医疗卫生在财政支出中的占比固然重要,其投入产出的绩效情况同样值得关注。考察医疗卫生支出占财政支出比重排名前五位的河南、广西等省份,虽然政府财政投入力度很大,为医疗卫生事业发展提供了必要的资金保障,但落实到居民健康指标上,其排名却较为靠后。因此需要特别注意提高财政投入所产生的效益,向效益高的先进地区取经学习,切实改善广大居民的医疗环境,提升其健康水平。

四 人均卫生费用(元/人)

根据数据(见图5-4、表5-4),人均卫生费用排在前五位的地区是:北京(7 411.41元/人)、上海(5 546.92元/人)、天津(4 291.29元/人)、浙江(3 589.30元/人)、江苏(3 322.40元/人);排在后五位的地区是:河南(1 941.07元/人)、云南(1 967.16元/人)、广西(1 910.10元/人)、江西(1 871.65元/人)、贵州(1 846.75元/人)。人均卫生费用排在第一位的北京比排在最后一位的贵州多

[1] 河南省人民政府.关于印发河南省“十二五”卫生事业发展规划的通知:豫政[2011]94号[A/OL].(2011-12-23)[2012-01-29].http://www.henan.gov.cn/zwgk/system/2012/01/29/010288467.shtml.

[2] 河南省统计局.2015年河南省国民经济和社会发展统计公报[R/OL].2016-02-28[2016-02-28].http://www.sei.gov.cn/ShowArticle.asp?ArticleID=261907.

5 564.66元/人。

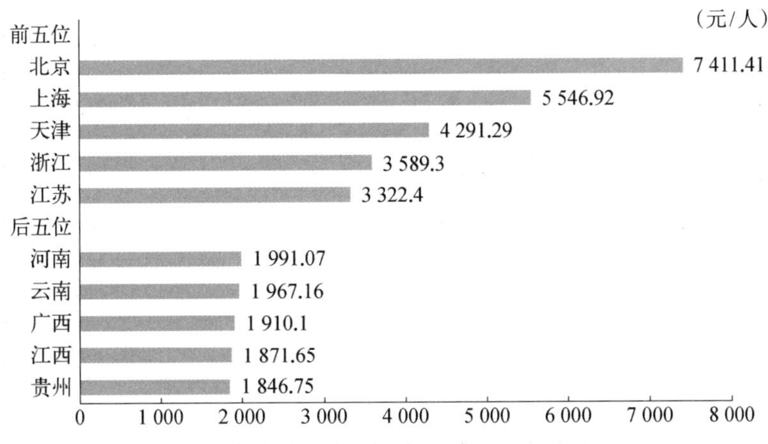

图5-4　31个省区市人均卫生费用前后五位比较

表5-4　31个省区市人均卫生费用

地区＼指标	人均卫生费用（元/人）	地区＼指标	人均卫生费用（元/人）
北　京	7 411.41	内蒙古	2 842.54
上　海	5 546.92	吉　林	2 806.76
天　津	4 291.29	重　庆	2 746.30
浙　江	3 589.30	广　东	2 641.11
江　苏	3 322.40	黑龙江	2 588.44
新　疆	3 266.62	西　藏	2 580.03
宁　夏	3 125.39	福　建	2 553.68
辽　宁	3 028.54	山　东	2 537.60
青　海	3 004.89	海　南	2 442.50
陕　西	2 977.53	湖　北	2 396.66

（续表）

指标 地区	人均卫生费用（元/人）	指标 地区	人均卫生费用（元/人）
四　川	2 305.81	河　南	1 991.07
河　北	2 228.95	云　南	1 967.16
甘　肃	2 199.13	广　西	1 910.10
山　西	2 188.87	江　西	1 871.65
安　徽	2 172.67	贵　州	1 846.75
湖　南	2 168.01		

根据统计数据，31个省区市人均卫生费用较前一年均有了不同幅度的增加，体现了各地政府对于居民健康的关注。人均卫生费用排名前五位的省市，全部来自东部沿海地区。排名第一位的北京人均卫生费用达到7 411.41元，比排在末位的贵州的1 846.75元高出3倍有余，显示出不同地区之间的巨大差距。即便是同为第一梯队的北京、上海、天津、浙江、江苏，其差异亦十分显著。但若将北京、上海、天津排除在外，地区之间的差异并不过于突出。如在人均卫生费用前十名中，西部地区占了四席，说明在人均卫生费用这一指标上，中西部地区与北京、上海、天津相比差距确实显著，但与其他地区之间的差异则相对较小。

值得注意的是，东部地区虽然人均卫生费用水平较高，但其人均卫生费用在地区生产总值、财政支出中的占比却并不高。例如2016年北京、上海的医疗卫生支出占地区生产总值比重分别为1.61%、1.21%，占财政支出比重分别为6.458%、4.901%，明显低于西藏、河南等中西部地区。这一方面是因为北京、上海等东部发达地区经济总量大，故而尽管人均卫生费用很高，但占地区生产总值、财政支出比例却并不高。另一方面，是因为各地医疗卫生费用筹资方式差异较大，在经济发达地区，医疗卫生费用筹资渠道更加多样化，而在经济欠发达地区，医疗卫生费用来源相对单一，主要依赖于政府财政。[1]

五　每万人口医疗卫生机构健康检查人数（人/万人）

根据数据（见图5–5、表5–5），每万人口医疗卫生机构健康检查人数排在前五位的地区是：浙江（4 445.62人/万人）、北京（3 917.11人/万人）、广东（3 744.48人/万人）、西藏（3 710.38人/万人）、江苏（3 636.19人/万人）；排在后五位的地区是：云南（2 071.43人/万人）、河北（1 956.70人/万人）、海南（1 808.37人/万人）、黑龙江（1 585.17人/万人）、吉林（1 524.24人/万人）。每万人口医疗卫生机构健康检查人数排在第一位的浙江比排在最后一位的吉林多2 921.38人/万人。

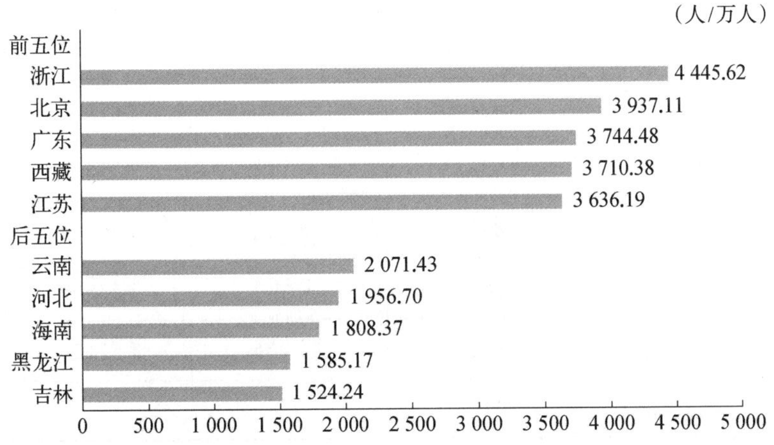

图5–5　31个省区市每万人口医疗卫生机构健康检查人数前后五位比较

[1] 万泉，翟铁民，张毓辉.我国地区级卫生总费用比较分析［J］.中国卫生经济，2013(1).

表5-5 31个省区市每万人口医疗卫生机构健康检查人数

地区＼指标	每万人口医疗卫生机构健康检查人数（人/万人）	地区＼指标	每万人口医疗卫生机构健康检查人数（人/万人）
浙　江	4 445.62	江　西	2 597.82
北　京	3 937.11	贵　州	2 597.55
广　东	3 744.48	重　庆	2 441.49
西　藏	3 710.38	湖　南	2 414.50
江　苏	3 636.19	内蒙古	2 338.56
四　川	3 384.85	福　建	2 265.85
上　海	3 214.90	安　徽	2 213.29
甘　肃	3 204.83	陕　西	2 184.43
宁　夏	3 161.88	辽　宁	2 168.07
湖　北	2 965.38	山　西	2 075.89
新　疆	2 924.03	云　南	2 071.43
河　南	2 923.12	河　北	1 956.70
广　西	2 882.94	海　南	1 808.37
天　津	2 866.48	黑龙江	1 585.17
山　东	2 862.32	吉　林	1 524.24
青　海	2 748.45		

浙江省每万人口医疗卫生机构健康检查人数为4 445.62人/万人，蝉联全国第一名，是排名末位吉林的近3倍。近年来，浙江省致力于建设具有鲜明浙江特色的医疗卫生制度，率先实践“治未病”的

健康理念，于2008年开始全面实施城镇居民医保参保人员免费健康体检，后又将免费健康体检的范围扩至新型农村合作医疗参合人员。在政府的推动下，浙江省对于健康体检的重视蔚然成风，针对不同群体的健康宣传和体检活动不胜枚举。因此，浙江省在此项指标上夺魁可以说是一种必然。

排名第二的北京市进步非常大，由去年的第十三名跃升至第二名。目前，北京正在推进居民健康“云档案”建设，用大数据记录居民健康演变的状态，为居民提供个性化的健康指导。西藏在“每万人口医疗卫生机构健康检查人数”上保持了在西部地区的领头羊地位，排在全国第四位，为3 710.38人/万人。2012年5月，西藏自治区制定下发《实施全民健康体检工程方案》，全面实施城乡居民100%免费健康体检，同时建立居民健康档案，提高了居民的健康意识，为居民健康保驾护航。

六　公立和民营医院病床使用率（%）

根据数据（见图5–6、表5–6），公立和民营病床使用率排在前五位的地区是：上海（95.7%）、湖北（92.4%）、江西（90.4%）、广西（89.8%）、四川（89.6%）；排在后五位的地区是：吉林（78.5%）、山西（76.9%）、青（76.0%）、内蒙古（73.2%）、西藏（73.2%）。公立和民营医院病床使用率排在第一位的上海比排在最后的内蒙古和西藏高22.5%。

上海市公立和民营病床使用率为95.7%，排名全国第一。近年来，上海市在持续加大医疗卫生资源投入的同时，高度重视提高医疗资源利用效率。“十二五”期间，上海继续加大医疗资源投入力度，城乡重大医疗机构项目落地，医疗资源布局进一步优化，医疗资源总量有序发展，短板资源和办医结构得到优化，社会办医取得较快发展。医疗资源总体满足本市居民的基本医疗服务需求。同时，上海市启

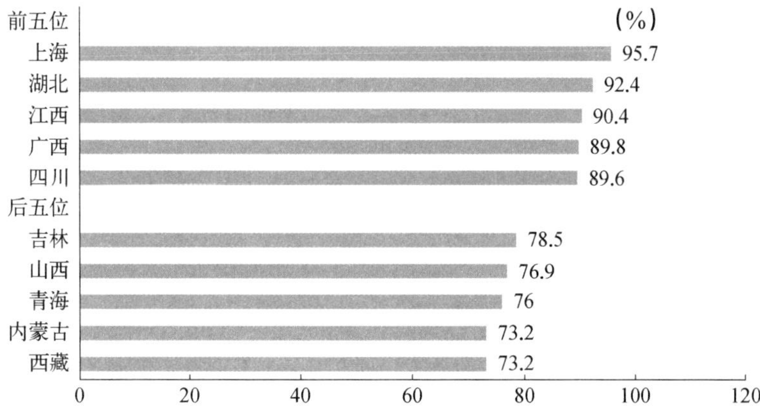

图5-6　31个省区市公立和民营医院病床使用率前后五位比较

表5-6　31个省区市公立和民营医院病床使用率

地区＼指标	公立和民营医院病床使用率(%)	地区＼指标	公立和民营医院病床使用率(%)
上　海	95.7	安　徽	85.0
湖　北	92.4	山　东	84.3
江　西	90.4	河　北	83.6
广　西	89.8	广　东	83.5
四　川	89.6	陕　西	83.4
浙　江	88.9	宁　夏	83.2
江　苏	88.6	云　南	82.9
河　南	87.2	福　建	82.6
新　疆	86.9	甘　肃	82.2
重　庆	86.8	天　津	81.6
湖　南	86.4	黑龙江	81.4
辽　宁	85.4	贵　州	80.9

（续表）

地区＼指标	公立和民营医院病床使用率（%）	地区＼指标	公立和民营医院病床使用率（%）
北　京	80.6	青　海	76.0
海　南	79.4	内蒙古	73.2
吉　林	78.5	西　藏	73.2
山　西	76.9		

动公立医院和社区卫生服务综合改革，积极探索医院、社区的分工合作机制，构建各级医疗机构间的梯度支撑、双向转诊工作机制，一批区域性医疗联合体得到发展，设立多个集约、共享的区域检验中心、影像中心，医疗资源利用效率不断提高。[1]

七　每万人口家庭卫生服务人次数（人次/万人）

根据数据（见图5-7、表5-7），每万人口家庭卫生服务人次数排在前五位的地区是：上海（469.11人次/万人）、青海（404.34人次/万人）、西藏（383.82人次/万人）、湖北（351.17人次/万人）、北京（345.11人次/万人）；排在后五位的地区是：江西（71.33人次/万人）、陕西（55.63人次/万人）、贵州（37.30人/万人）、海南（26.78人次/万人）、云南（13.52人次/万人）。每万人口家庭卫生服务人次数排在第一位的上海比排在最后一位的云南高455.59人次/万人。

[1] 上海市卫生和计划生育委员会.关于印发.上海市医疗机构设置“十三五”规划的通知：沪卫计医［2017］号［A/OL］.（2017-06-05）［2017-06-05］.http://www.popinfo.gov.cn/wsj/n429/n432/n1485/n1496/u1ai141627.html.

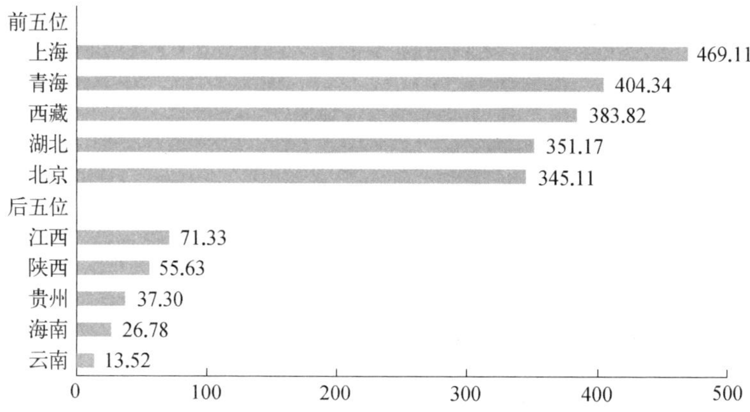

图5-7　31个省区市每万人口家庭卫生服务人次数前后五位比较

表5-7　31个省区市每万人口家庭卫生服务人次数

地区＼指标	每万人口家庭卫生服务人次数（人/万人）	地区＼指标	每万人口家庭卫生服务人次数（人/万人）
上　海	469.11	四　川	185.50
青　海	404.34	新　疆	174.50
西　藏	383.82	辽　宁	160.98
湖　北	351.17	山　西	160.82
北　京	345.11	黑龙江	138.26
江　苏	331.47	福　建	136.06
山　东	228.23	河　南	132.27
广　东	219.62	甘　肃	128.28
浙　江	203.29	安　徽	109.70
宁　夏	193.50	河　北	106.45
内蒙古	191.57	广　西	105.91

（续表）

指标 地区	每万人口家庭卫生服务人次数(人/万人)	指标 地区	每万人口家庭卫生服务人次数(人/万人)
重 庆	98.69	陕 西	55.63
湖 南	96.45	贵 州	37.30
天 津	93.81	海 南	26.78
吉 林	76.91	云 南	13.52
江 西	71.33		

上海市每万人口家庭卫生服务人次数469.11，排名全国第一。上海自2011年起在全国率先试点家庭医生制度。目前，家庭医生制度已覆盖上海90%社区，2017年底完成100%社区全覆盖。在上海，每个居民凭医保卡，都可以在就近的社区卫生服务中心签约一名家庭医生。同时，在签约家庭医生的基础上，居民还可以再选择一家区级医疗机构、一家市级医疗机构签约，形成“1+1+1”的签约医疗机构组合，签约居民能享受优先转诊、延伸处方等多种医疗服务。家庭医生可以根据居民的实际情况，一次开具4周及以上“长处方”，并可延续上级医院用药医嘱，在家庭医生处获得基本药物以外的药品。而签约“1+1+1”的居民更能享受到延伸处方带来的便利：只要家庭医生调阅患者三级医院就诊记录，就可下单开设延伸处方，并输入客户端。客户端将数据直接上传至上药集团、国药集团，由配送公司将处方药品直接配送至社区卫生服务站点或患者家中。[1]家庭医生的普及，使得上海居民享受的医疗卫生服务更便捷、更贴心。

上海家庭医生的成功经验引来全国同行“点赞”，全国各地纷纷

[1] 刘轶琳.上海今年将完成“家庭医生制度”100%社区全覆盖[N/OL].上海热线，2017-03-20[2017-03-20].http://hot.online.sh.cn/content/2017-03/20/content_8315651.htm.

跟进，家庭医生制度在全国范围普遍推行，取得了长足进步。根据统计数据，每万人口家庭卫生服务人次数持续攀升。比如，青海每万人口家庭卫生服务人次达到了404.34，紧随其后的西藏、湖北、北京、江苏等地每万人口家庭卫生服务人次也超过了300。需要指出的是，尚有9个地区家庭每万人口家庭卫生服务人次不足100，排名末位的云南每万人口家庭卫生服务人次只有13.52，有很大的上升空间。

八　每千老年人口养老床位（张/千人）

根据数据（见图5-8、表5-8），每千老年人口养老床位排在前五位的地区是：西藏（61.9张/千人）、内蒙古（56.7张/千人）、浙江（51.7张/千人）、江苏（41.0张/千人）、河北（40.9张/千人）；排在后五位的地区是：云南（19.9张/千人）、湖南（19.2张/千人）、海南（17.6张/千人）、山西（16.3张/千人）、吉林（14.3张/千人）。每千老年人口养老床位数，排在第一位的西藏比排在最后一位的吉林高47.6张/千人。

每千老年人口养老床位数排名第一的是西藏，为61.9张/千人。西藏高度重视老年福利事业，于2015年印发《西藏自治区人民政府

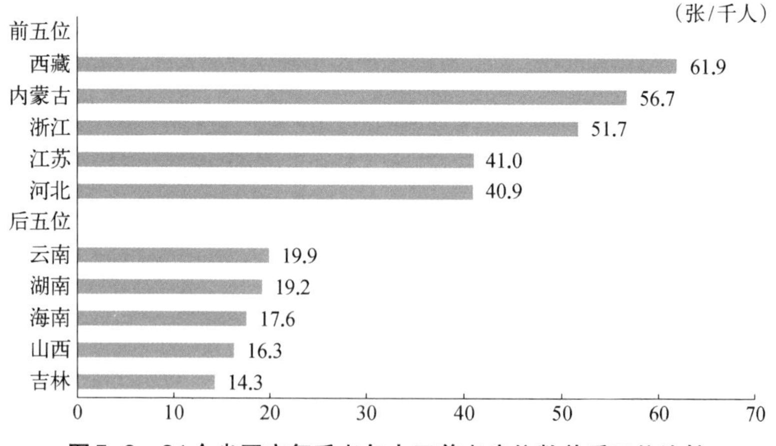

图5-8　31个省区市每千老年人口养老床位数前后五位比较

表5-8 31个省区市每千老年人口养老床位数

地区\指标	每千老年人口养老床位数（张/千人）	地区\指标	每千老年人口养老床位数（张/千人）
西 藏	61.9	上 海	27.2
内蒙古	56.7	黑龙江	27.0
浙 江	51.7	广 西	25.8
江 苏	41.0	福 建	24.9
河 北	40.9	新 疆	24.8
山 东	37.1	河 南	24.2
安 徽	36.1	天 津	23.7
贵 州	35.3	陕 西	23.6
甘 肃	33.8	辽 宁	21.1
重 庆	33.2	广 东	19.9
青 海	31.6	云 南	19.9
江 西	30.9	湖 南	19.2
四 川	30.7	海 南	17.6
宁 夏	30.4	山 西	16.3
湖 北	30.1	吉 林	14.3
北 京	29.0		

关于加快发展养老服务业的实施意见》，提出到2020年基本建立以居家养老为基础、社区服务为依托、机构养老为支撑覆盖城乡的养老服务体系，并实现养老服务与医疗、家政、保险、教育、健身、旅游等相关领域互动发展的目标。内蒙古、浙江、江苏等地也纷纷加快了养老

服务业的推进步伐，每千老年人口养老床位数逐年递增。

我国正加速步入老龄化社会，虽然与世界上很多国家和地区如日本、欧洲相比，我国老龄化问题出现时间不长，但我国老龄化问题呈现出增速快、规模大、未富先老的特征。民政部《2016年社会服务发展统计公报》显示，截至2016年底，全国60岁及以上老年人口23 086万人，占总人口的16.7%，其中65岁及以上人口15 003万人，占总人口的10.8%。[1]如何应对迫在眉睫的“银发浪潮”，已成为我国必须回答的问题。据统计，截至2016年底，我国共有养老服务机构和设施14.0万个，养老床位合计只有730.2万张，每千名老年人口养老床位只有31.6张，养老床位需求激增。养老事业的发展速度尚不能跟上老龄化的步伐，实现老有所依、老有所养是中国梦的重要组成部分，如何建立一个良好的养老制度，让老人能够安度晚年体现和考验着我们民族的智慧。

九　每万人口公众健康教育活动（次/万人）

根据数据（见图5-9、表5-9），每万人口公众健康教育活动排在前五位的地区是：内蒙古（2.818次/万人）、青海（2.522次/万人）、甘肃（1.542次/万人）、陕西（1.366次/万人）、云南（1.131次/万人）；排在后五位的地区是：广东（0.231次/万人）、重庆（0.201次/万人）、新疆（0.188次/万人）、安徽（0.173次/万人）、北京（0.166次/万人）。每万人口公众健康教育活动排在第一位的内蒙古比排在最后一位的北京高2.652次/万人。

每万人口公众健康教育活动次数这一指标数据差异非常大，蝉联第一名的内蒙古自治区（2.818次/万人）是排名末位北京（0.166次/

[1] 罗争光.中国60岁以上老年人超2.3亿人养老床位仅730万张［N/OL］.网易新闻，2017-08-03［2017-08-03］.http://news.163.com/17/0803/19/CQUHSM730001899N.html.

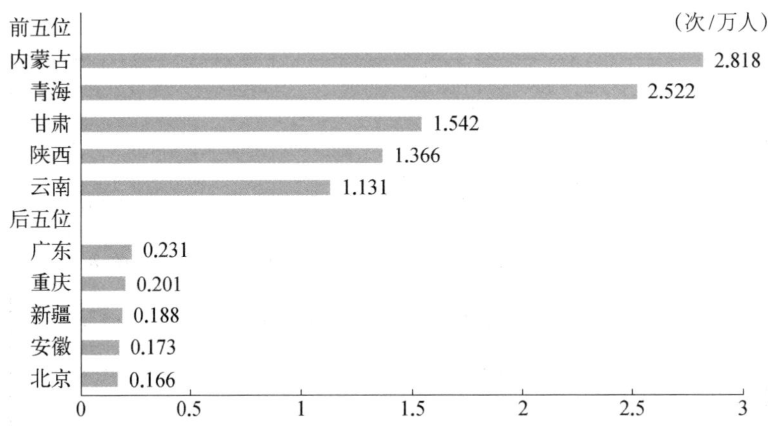

图5–9　31个省区市每万人口公众健康教育活动前后五位比较

表5–9　31个省区市每万人口公众健康教育活动

地区＼指标	每万人口公众健康教育活动（次/万人）	地区＼指标	每万人口公众健康教育活动（次/万人）
内蒙古	2.818	黑龙江	0.748
青　海	2.522	辽　宁	0.647
甘　肃	1.542	贵　州	0.638
陕　西	1.366	河　北	0.458
云　南	1.131	浙　江	0.414
四　川	0.888	海　南	0.408
江　西	0.850	吉　林	0.359
西　藏	0.818	湖　北	0.334
河　南	0.804	福　建	0.318
湖　南	0.787	山　东	0.304
宁　夏	0.772	天　津	0.295

（续表）

指标 地区	每万人口公众健康教育活动（次/万人）	指标 地区	每万人口公众健康教育活动（次/万人）
江　苏	0.277	重　庆	0.201
广　西	0.269	新　疆	0.188
山　西	0.266	安　徽	0.173
上　海	0.236	北　京	0.166
广　东	0.231		

万人）的近17倍，说明内蒙古自治区对该项工作的重视。为了满足人民群众日益增长的健康需求，在全国形成健康教育的良好氛围和品牌效应，切实提升人民群众的健康素养和健康水平，国家卫生计生委办公厅于2013年制定了《健康中国行——全民健康素养促进活动方案（2013—2016年）》，每年选择一个严重威胁群众健康的公共卫生问题作为主题，围绕活动主题开展健康促进和科普宣传活动。

从统计数据来看，此项指标排名靠前的多为中西部地区。以内蒙古自治区为例，在国家卫计委开展健康中国行活动之初，内蒙古就将其作为年度重点工作，安排专项经费，选派专人负责，同时将该活动与中央补助地方健康素养促进行动项目、国家基本公共卫生服务健康教育项目等重点工作有效结合。2016年，内蒙古自治区以义诊、发放蒙中医药宣传材料、送医送药进农村牧区、健康宣讲、健康大采访、居民集体健身活动等丰富多彩的形式开展健康教育、健康促进和科普宣传活动。大力宣传蒙中医药的科学文化价值、历史贡献，加强传统蒙中医药文化熏陶，普及蒙中医药“治未病”养生保健理念，推广蒙中医药防病治病的适宜技术，充分发挥蒙中医药在健康促进中的重要作用，进一步提高内蒙古各族群众健康素养，从根本上减少疾病，更好的保障全区各族群众身心健康。

需要注意的是，东部沿海地区在此项指标上的排名不甚理想，上海（0.236次/万人）排名倒数第六位，北京居于最末。究其原因，可能是因为这些地区经济较为发达，居民自身健康意识较强，获取健康知识的渠道亦更为多样化。但即便如此，政府在健康宣传教育方面的引导和组织作用依然需要给予足够的重视。

十　预期寿命（岁）

根据中国卫生和计划生育统计年鉴数据来看（见图5-10、表5-10），全国预期寿命排在前五位的地区是：上海（80.26岁）、北京（80.18岁）、天津（78.89岁）、浙江（77.73岁）、江苏（76.63岁）；排在后五位的地区是：甘肃（72.23岁）、贵州（71.10岁）、青海（69.96岁）、云南（69.54岁）、西藏（68.17岁）。预期寿命排在第一位的上海比排在最后一位的西藏高12.09岁。

预期寿命是衡量人口健康状况的最为核心的指标，亦是衡量一个国家和地区经济发展水平及医疗卫生服务水平的综合性指标。预期寿命与生物学因素、环境因素、生活方式以及医疗卫生服务水平等

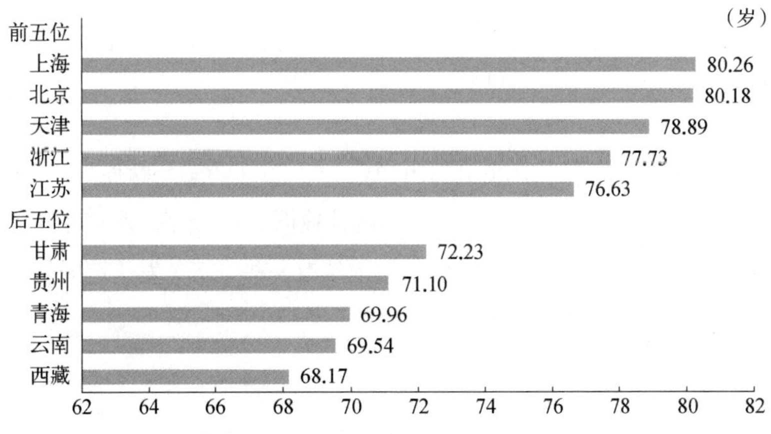

图5-10　31个省区市预期寿命前后五位比较

表5-10 31个省区市预期寿命

地区＼指标	预期寿命(岁)	地区＼指标	预期寿命(岁)
上　海	80.26	山　西	74.92
北　京	80.18	湖　北	74.87
天　津	78.89	四　川	74.75
浙　江	77.73	湖　南	74.70
江　苏	76.63	陕　西	74.68
广　东	76.49	河　南	74.57
山　东	76.46	内蒙古	74.44
辽　宁	76.38	江　西	74.33
海　南	76.30	宁　夏	73.38
吉　林	76.18	新　疆	72.35
黑龙江	75.98	甘　肃	72.23
福　建	75.76	贵　州	71.10
重　庆	75.70	青　海	69.96
广　西	75.11	云　南	69.54
安　徽	75.08	西　藏	68.17
河　北	74.97		

因素密切相关。新中国成立以来，我国人口预期寿命不断提高，2016年人均预期寿命达到76.5岁。[1]从统计数据来看，上海、北京等经济发达地区预期寿命已超过80岁，但依然有一些经济欠发达地区如青海、云南、西藏预期寿命不足70岁。

[1] 田晓航，王宾.国务院：2016年中国人均预期寿命提高到76.5岁[N/OL].网易新闻，2017-09-29[2017-09-29].http://news.163.com/17/0929/17/CVH57EL80001875N.html.

预期寿命的不断提高，彰显了我国在医疗卫生事业方面的卓越成就。但值得关注的是，随着我国人口老龄化趋势的日趋严峻，老年人的医疗卫生服务需求和生活照料需求叠加的趋势日益凸显，迫切需要为老年人提供医养相结合的综合性服务。同时，要着力加强针对老年人的健康教育，倡导"治未病"的健康理念，通过有效手段预防和延缓老年人疾病的发生，让老年人健康幸福地度过晚年，实现"健康老龄化"的目标。

十一　孕产妇系统管理率（%）

根据数据（见图5-11、表5-11），全国孕产妇系统管理率排在前五位的地区是：江苏（100.0%）、广西（97.1%）、浙江（96.8%）、宁夏（96.8%）、北京（95.9%）；排在后五位的地区是：海南（86.7%）、河南（86.0%）、安徽（85.3%）、新疆（85.2%）、西藏（71.0%）。孕产妇系统管理率排在第一位的江苏比排在最后一位的西藏高29.0%。

所谓孕产妇系统管理率，指的是某地区年内妊娠至产后28天内接受过早孕检查、产前检查次数城市≥8次、农村≥5次，消毒接生和产后访视全程保健服务的产妇人数与当地活产数的比率。孕产妇系

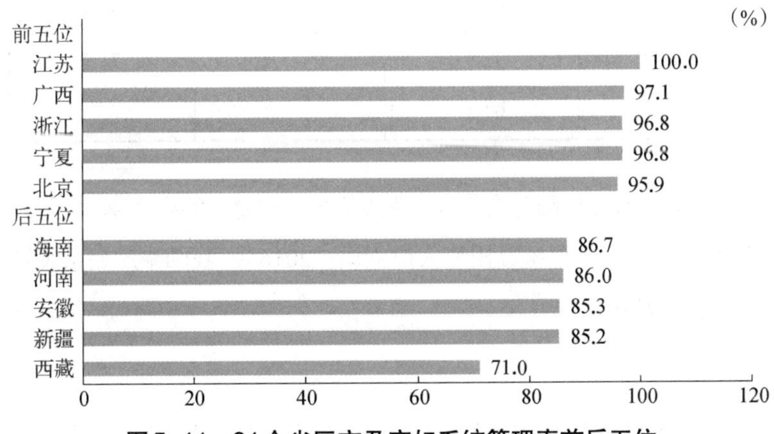

图5-11　31个省区市孕产妇系统管理率前后五位

表5-11 31个省区市孕产妇系统管理率

地区 \ 指标	孕产妇系统管理率（%）	地区 \ 指标	孕产妇系统管理率（%）
江　苏	100.0	广　东	91.8
广　西	97.1	青　海	91.6
浙　江	96.8	山　东	91.5
宁　夏	96.8	福　建	91.4
北　京	95.9	湖　南	91.3
陕　西	95.5	贵　州	90.3
上　海	95.2	重　庆	90.1
甘　肃	94.2	河　北	90.0
内蒙古	94.1	江　西	89.4
黑龙江	94.1	山　西	87.0
四　川	93.9	海　南	86.7
云　南	92.8	河　南	86.0
湖　北	92.6	安　徽	85.3
天　津	92.4	新　疆	85.2
吉　林	92.3	西　藏	71.0
辽　宁	92.1		

统管理能够有效保障母婴健康，降低孕产妇和婴儿的死亡率，控制和减少出生缺陷，全面提高出生人口素质。2016年，我国孕产妇系统管理率达到91.6%。[1]

[1] 卫计委：2016年全国孕产妇系统管理率达到91.6%［N/OL］.网易新闻，2017-07-10［2017-07-10］.http://news.163.com/17/0710/17/CP0HVES700018AOQ.html.

孕产妇系统管理率排名第一的江苏省，为100.0%。江苏省一直重视孕产妇系统管理，全面推进妇幼保健机构标准化建设，注重优化服务流程方面，加强孕前保健、孕期保健、住院分娩、儿童保健和计划生育服务项目衔接，打造涵盖婚前、孕前、孕产、产后和儿童5个时期，婚前保健、孕前保健、早孕建卡、产前检查、产前筛查与诊断、住院分娩、产后访视、预防疾病母婴传播、新生儿疾病筛查、儿童健康管理、儿童营养改善、预防接种和计划生育技术13项服务的"一条龙"生育服务链。同时，着力提升孕产妇和新生儿危急重症救治能力，依托区域信息平台，不断完善孕产妇和新生儿危急重症转诊绿色通道和母婴安全保障机制，为孕产妇保驾护航。

需要指出的是，西藏、新疆、安徽等7个地区孕产妇系统管理率尚不足90.0%。排名末位的西藏，其孕产妇系统管理率只有71.0%，这可能是缘于西藏特殊的地理环境，但仍然需要克服困难，尽最大努力提升孕产妇系统管理率，从而更有效地保障母婴健康。

十二　人均废气中污染物排放量（吨/人）

根据数据（见图5-12、表5-12），人均废气中污染物（主要包

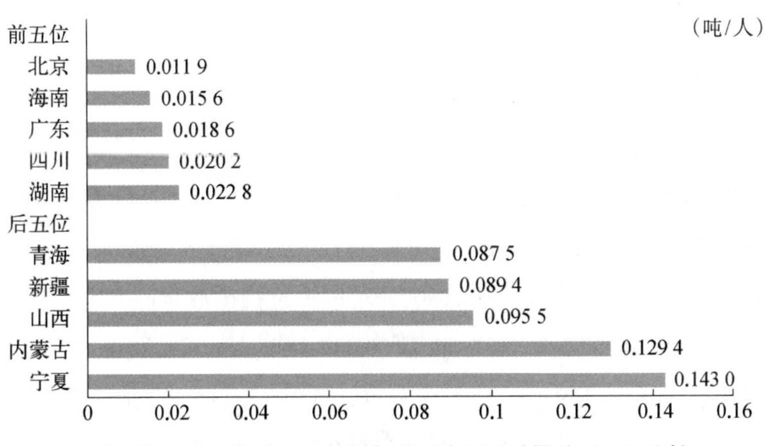

图5-12　31个省区市人均废气中污染物排放量前后五位比较

表5-12　31个省区市人均废气中污染物排放量

地区 \ 指标	人均废气中污染物排放量(吨/人)	地区 \ 指标	人均废气中污染物排放量(吨/人)
北　京	0.011 9	河　南	0.034 3
海　南	0.015 6	天　津	0.034 5
广　东	0.018 6	山　东	0.040 9
四　川	0.020 2	贵　州	0.044 1
湖　南	0.022 8	黑龙江	0.045 8
西　藏	0.023 2	吉　林	0.047 7
广　西	0.024 0	甘　肃	0.048 2
上　海	0.024 5	陕　西	0.051 8
湖　北	0.025 9	河　北	0.054 3
浙　江	0.026 6	辽　宁	0.063 8
福　建	0.027 6	青　海	0.087 5
云　南	0.028 4	新　疆	0.089 4
安　徽	0.028 4	山　西	0.095 5
江　苏	0.032 1	内蒙古	0.129 4
江　西	0.032 9	宁　夏	0.143 0
重　庆	0.034 0		

括二氧化硫、氮氧化物和烟/粉尘）排放量低的5个地区是：北京（0.011 9吨/人）、海南（0.015 6吨/人）、广东（0.018 6吨/人）、四川（0.020 2吨/人）、湖南（0.022 8吨/人）；污染物排放量高的5个地区是：青海（0.087 5吨/人）、新疆（0.089 4吨/人）、山西（0.095 5吨/人）、内蒙古（0.129 4吨/人）、宁夏（0.143 0吨/人）。人均废气中污染物最低的北京比最高的宁夏排放量低0.131 1吨/人。

根据统计数据，人均废气中污染物排放量全国最低的是北京，为0.011 9吨/人。但由于北京人口稠密，周边城市重工业集中，区域间污染传送亦难以规避，因此北京的空气质量不甚理想。与北京相比，该项指标排名第二的海南表现非常亮眼。2016年，海南全省空气质量优良天数比例为99.4%，其中优级天数比例为80.4%、良级天数比例为19.0%。[1]海南省一直坚持“生态立省，环境优先”的理念，走低碳、绿色、可持续的发展之路，悉心呵护生态环境，将资源利用上限、环境质量底线、生态保护红线作为《海南省总体规划》的刚性约束，要求城镇建设、产业发展和基础设施布局必须以资源环境承载力为基础，最大限度守住资源环境生态红线。这些努力使得蓝天白云成为海南的靓丽名片，省会海口在全国74个考核的重点城市空气质量排名中持续保持第一名。

需要指出的是，除了东三省、河北、山西等传统重工业区人均废气中污染物排放量普遍较高之外，宁夏、新疆、青海人均废气中污染物排放量大，占据了最高五位中的三位。以新疆为例，乌鲁木齐、喀什的空气质量指数表现非常糟糕，这一方面缘于其特殊气候条件及地形，导致污染物难以扩散；另一方面缘于燃煤供暖等人为活动因素，亟须采取有效的应对措施，切实改善空气质量。

十三　医疗卫生机构急诊病死率(%)

根据数据(见图5-13、表5-13)，医疗卫生机构急诊病死率低的5个地区是：浙江(0.03%)、福建(0.03%)、湖南(0.03%)、广东(0.03%)、广西(0.03%)；病死率高的5个地区是：新疆(0.15%)、山西(0.15%)、山东(0.17%)、河北(0.18%)、青海(0.26%)。医疗卫生机

[1] 代超，王存福.海南发布2016年全省空气质量状况优良天数比例99.4%[N/OL].中国政府网，2017-01-22[2017-01-22].http://www.gov.cn/shuju/2017-01/22/content_5162341.htm.

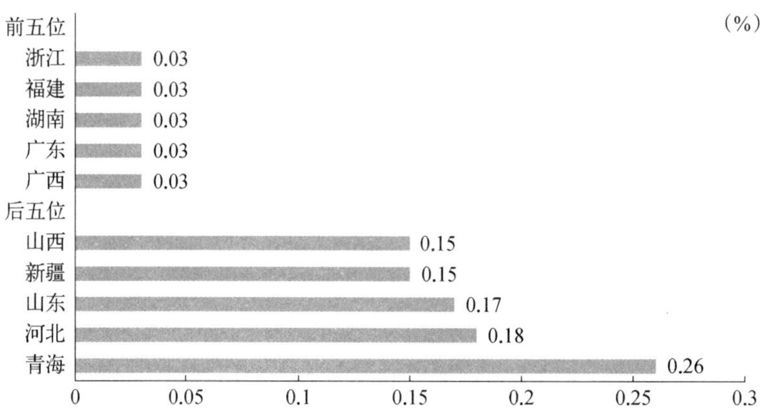

图5-13　31个省区市医疗卫生机构急诊病死率前后五位比较

表5-13　31个省区市医疗卫生机构急诊病死率

地区＼指标	医疗卫生机构急诊病死率（%）	地区＼指标	医疗卫生机构急诊病死率（%）
浙　江	0.03	安　徽	0.07
福　建	0.03	四　川	0.07
湖　南	0.03	北　京	0.08
广　东	0.03	河　南	0.08
广　西	0.03	重　庆	0.08
江　苏	0.04	西　藏	0.08
江　西	0.04	陕　西	0.09
海　南	0.04	吉　林	0.1
贵　州	0.04	内蒙古	0.11
云　南	0.04	甘　肃	0.11
湖　北	0.06	辽　宁	0.12
天　津	0.07	上　海	0.12

（续表）

指标 地区	医疗卫生机构急诊病死率（%）	指标 地区	医疗卫生机构急诊病死率（%）
宁　夏	0.12	山　东	0.17
黑龙江	0.13	河　北	0.18
山　西	0.15	青　海	0.26
新　疆	0.15		

构急诊病死率最低的浙江、福建、湖南、广东及广西比最高的青海低0.23个百分点。

医疗卫生机构急诊病死率在全国最低的是浙江、福建、湖南、广东及广西壮族自治区，均为0.03%。以浙江为例，近年浙江以“卫生强省”为指向，城市优质医疗资源全面辐射基层，城乡基本医疗保险实现全覆盖，社会办医及智慧医疗等健康产业稳步发展，居民主要健康指标持续向好。2016年底，浙江省发布《健康浙江2030行动纲要》，全面推进“大健康”战略，让城乡居民享有更公平、更多样、更安全、更有效的医疗卫生服务。

十四　甲、乙类法定报告传染病病死率（%）

根据数据（见图5 14、表5-14），甲、乙类法定报告传染病病死亡率低的五个地区是：河北（0.27%）、山东（0.29%）、山西（0.34%）、内蒙古（0.38%）、江苏（0.43%）；死亡率高的五个地区是：贵州（2.11%）、四川（2.32%）、云南（4.20%）、新疆（4.30%）、广西（6.11%）。甲、乙类法定报告传染病病死率最高的广西比最低的河北高5.84个百分点。

法定传染病指的是各地政府在其传染病防治法规内，条列出的特定项目的传染病发生时，医师或医疗机构需向卫生主管机关报告，

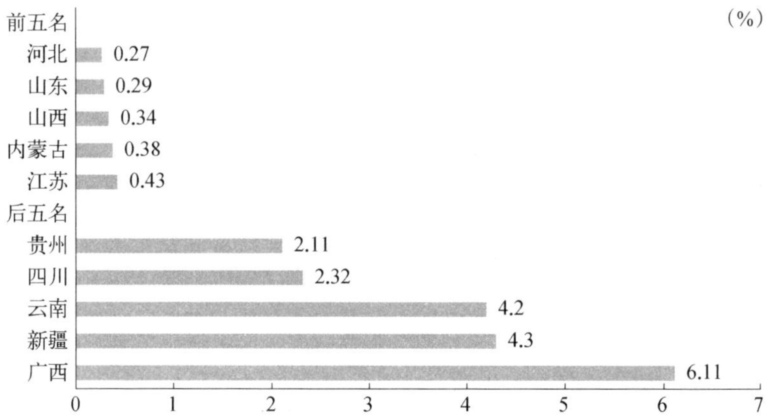

图5-14 31个省区市甲、乙类法定报告传染病病死率前后五位比较

表5-14 31个省区市甲、乙类法定报告传染病病死率

指标 地区	甲乙类法定报告传染病病死率(%)	指标 地区	甲乙类法定报告传染病病死率(%)
河 北	0.27	宁 夏	0.51
山 东	0.29	辽 宁	0.57
山 西	0.34	西 藏	0.60
内蒙古	0.38	浙 江	0.62
江 苏	0.43	青 海	0.63
福 建	0.43	吉 林	0.70
天 津	0.45	黑龙江	0.71
上 海	0.45	湖 北	0.78
甘 肃	0.45	北 京	0.82
陕 西	0.50	江 西	0.85
安 徽	0.51	海 南	0.86

（续表）

指标 地区	甲乙类法定报告传染病病死率（%）	指标 地区	甲乙类法定报告传染病病死率（%）
广　东	0.97	四　川	2.32
湖　南	1.13	云　南	4.20
河　南	1.52	新　疆	4.30
重　庆	2.07	广　西	6.11
贵　州	2.11		

并依照法律的规定采取治疗甚至隔离等措施。被列为法定传染病的通常具传播速度快、病情严重、致死率高等特点。甲类传染病也称为强制管理传染病，如鼠疫、霍乱；乙类传染病也称为严格管理传染病，如传染性非典型性肺炎、艾滋病、病毒性肝炎等，该指标可反映各地区对于法定传染病的预防、控制、治疗水平。

近年来，我国传染病防治工作投入力度持续加大、构筑了“监测、筛查、救治”环节三位一体的传染病“防疫大堤”，整体防控能力快速提升。目前，我国已建成全球最大的传染病疫情和突发公共卫生事件网络直报系统，突发公共卫生事件信息平均报告时间从原来的5天缩短到4小时内，并具备了在72小时内检测300余种病原体的能力。[1]重大突发、新发传染病病死率明显降低。

河北省的甲、乙类法定报告传染病病死率为全国最低，为0.27%。为遏制传染病的感染和流行，河北省制定了《河北省传染病防治实施细则》，卫计委还经常召开各类传染病防治培训班以及各类研讨会。近年来，河北省全面实施扩大国家免疫规划工作，为全省适龄儿

[1] 胡浩，傅双琪.中国已建成全球最大传染病疫情和突发公共卫生事件网络直报系统［N/OL］.新华网，2016-06-14［2016-06-14］.http://news.xinhuanet.com/politics/2016-06/14/c_1119039654.htm.

童免费提供乙肝疫苗、卡介苗疫苗、脊髓灰质炎疫苗等国家免疫规划疫苗的预防接种服务。河北省国家免疫规划疫苗接种率始终保持在95%以上，儿童免疫规划针对的传染疾病得到有效控制，一直保持在较低发病水平，保护了数以百万计儿童的身体健康。[1]

需要强调的是，我国传染病防治仍面临着传统传染病和新发传染病的双重压力。近10年来，我国几乎每一两年就有一种新发传染病出现，许多新发传染病起病急，早期发现及诊断较为困难，缺乏特异性防治手段，早期病死率较高。一些地区令人担忧的城乡环境卫生状况，以及传统的生产生活方式，使一些人畜共患传染病的情况持续发生。因此，还需要继续完善传染病防治工作，切实保障人民群众的生命健康。

十五　肺结核发病率（1/10万）

根据数据（见图5-15、表5-15），肺结核发病率低的五个地区分别是：天津（19.52/10万）、上海（27.56/10万）、北京（31.97/10万）、

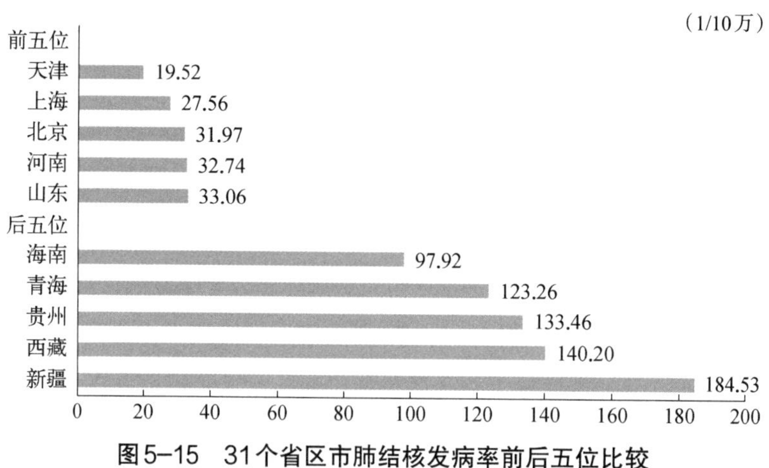

图5-15　31个省区市肺结核发病率前后五位比较

[1] 张淑会.河北省国家免疫规划疫苗接种率保持在95%以上[N/OL].腾讯网，2017-04-26[2017-04-26].http://hb.jjj.qq.com/a/20170426/015047.htm.

表5-15　31个省区市肺结核发病率

指标 地区	肺结核发病率（1/10万）	指标 地区	肺结核发病率（1/10万）
天　津	19.52	陕　西	56.66
上　海	27.56	安　徽	58.44
北　京	31.97	四　川	67.13
河　南	32.74	江　西	71.63
山　东	33.06	广　东	74.12
江　苏	39.52	重　庆	75.00
宁　夏	42.23	湖　北	78.14
山　西	42.32	湖　南	83.00
福　建	44.82	黑龙江	86.73
河　北	46.11	广　西	96.41
内蒙古	47.71	海　南	97.92
浙　江	50.80	青　海	123.26
辽　宁	53.72	贵　州	133.46
云　南	54.42	西　藏	140.20
甘　肃	54.92	新　疆	184.53
吉　林	56.45		

河南（32.74/10万）、山东（33.06/10万）；发病率最高的五个地区是海南（97.92/10万）、青海（123.26/10万）、贵州（131.46/10万）、西藏（140.20/10万）、新疆（184.53/10万）。根据数据，肺结核发病率最高的新疆比发病率最低的天津高出165.01/10万。

天津市的肺结核发病率为全国最低，为19.52/10万。结核病是严重危害公众健康的全球性公共卫生问题。亦是我国发病、死亡人数最多的重大传染病之一。我国肺结核病患者数仅次于印度，居世界第二位。目前，还未研制出可有效预防结核病感染或发病的疫苗，卡介苗只证实对儿童重症结核病有较好的保护作用。

天津市高度重视结核病防治工作，不断加大结核病防治工作力度，先后出台了《天津市结核病防治规划（2011—2015年）》、《天津市结核病防治服务体系建设实施方案》等文件，建立了结核病财政投入长效保障机制，实施了“菌阳和初治涂阴活动性肺结核病人免费治疗制度”等系列惠民政策，并参照本市户籍肺结核病人减免治疗标准对流动人口肺结核病人予以相应的减免治疗。有效预防、控制结核病的传播和流行，肺结核年发病率远低于全国平均水平，疫情长期保持全国最低行列，切实维护了广大市民的身体健康。

十六　病毒性肝炎发病率（1/10万）

根据数据（见图5-16、表5-16），病毒性肝炎发病率低的五个地区是：北京（13.82/10万）、天津（18.12/10万）、江苏（29.55/10万）、浙江（34.94/10万）、黑龙江（43.13/10万）；病毒性肝炎发病率高的五位是：山西（154.86/10万）、广东（160.46/10万）、海南（171.30/10万）、青

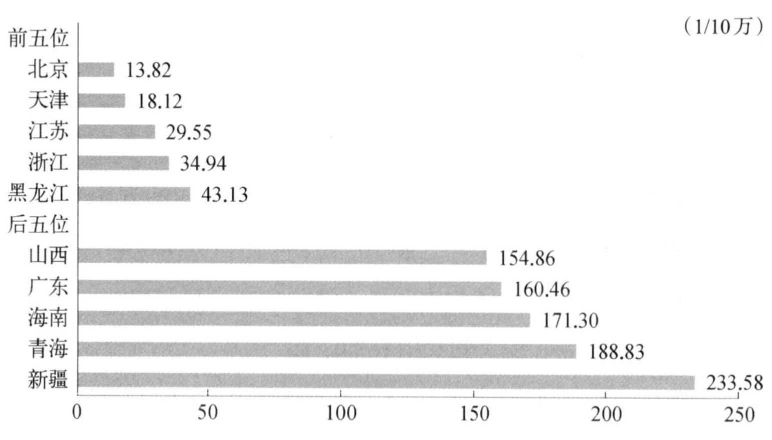

图5-16　31个省区市病毒性肝炎发病率前后五位比较

表5-16　31个省区市病毒性肝炎发病率

地区＼指标	病毒性肝炎发病率（1/10万）	地区＼指标	病毒性肝炎发病率（1/10万）
北　京	13.82	重　庆	86.29
天　津	18.12	西　藏	89.18
江　苏	29.55	河　北	89.39
浙　江	34.94	河　南	91.35
黑龙江	43.13	江　西	98.27
上　海	46.49	湖　南	105.11
山　东	55.99	广　西	114.52
宁　夏	59.21	内蒙古	117.36
四　川	65.38	湖　北	130.31
吉　林	66.82	福　建	147.60
甘　肃	69.44	山　西	154.86
云　南	72.88	广　东	160.46
辽　宁	75.19	海　南	171.30
贵　州	75.93	青　海	188.83
安　徽	79.16	新　疆	233.58
陕　西	82.94		

海（188.83/10万）、新疆（233.58/10万）。病毒性肝炎发病率最低的北京比最高的新疆低219.76/10万。

病毒性肝炎是由多种肝炎病毒引起的，以肝脏病变为主的一种传染病，具有传染性较强、传播途径复杂、发病率高等特点。我国法定传染病系统每年报告超过130万例病毒性肝炎病例，占报告总病例数的三分之一，病毒性肝炎严重危害人民群众健康。[1]

病毒性肝炎发病率最低的地区是北京市。北京市肝炎防治工作一直走在全国的前列，目前各型病毒性肝炎的发病水平处于全国最低水平。北京市早在1987年就开始尝试开展母婴阻断乙肝工作。1990年，北京市在全国率先将乙肝疫苗纳入儿童计划免疫管理，2002年开始实施乙肝疫苗免费接种和初中一年级新生（12—13岁）加强免疫的程序。2008年北京市又率先在全国将甲肝疫苗纳入儿童计划免疫，对年满18个月龄的幼儿免费接种甲肝灭活疫苗。[2]

病毒性肝炎发病率最高的地区是新疆、青海等地。新疆、青海有较大面积的农牧区，农牧区医疗条件简陋，居民群众卫生知识匮乏，几乎不接种疫苗，病毒性肝炎的防治水平较为落后，导致农牧区居民群众的病毒性肝炎发病率居高不下。

十七 病毒性肝炎死亡率（1/10万）

根据数据（见图5-17、表5-17），病毒性肝炎死亡率低的四个地区是：甘肃（0.01/10万）、湖南（0.01/10万）、江苏（0.01/10万）、浙江（0.01/10万）；病毒性肝炎死亡率高的三个地区是：北京（0.42/10万）、新疆（0.08/10万）、重庆（0.06/10万）。病毒性肝炎死亡率最低的甘肃、湖南、江苏和浙江比死亡率最高的北京低0.41/10万。

根据世界卫生组织提供的数据，全球每年死于病毒性肝炎的人数约为150万。目前，病毒性肝炎仍是我国重大传染病防治重点之一。据估算，我国乙肝病毒携带者约9 000万人，其中约2 800万人为慢性乙肝患者；丙肝病毒感染者约有760万例，约456万为慢性丙肝患者。每年约33万人死于乙肝或丙肝感染导致的肝硬化和原发性

---

[1] 《中国病毒性肝炎防治规划（2017-2020年）》发布［N/OL］.搜狐网，2017-11-29［2017-11-29］.http://www.sohu.com/a/207431969_118392.

[2] 刘兰.北京病毒性肝炎发病率全国最低［N/OL］.北京晨报网，2015-07-24［2015-07-24］.http://www.morningpost.com.cn/2015/0724/864831.shtml.

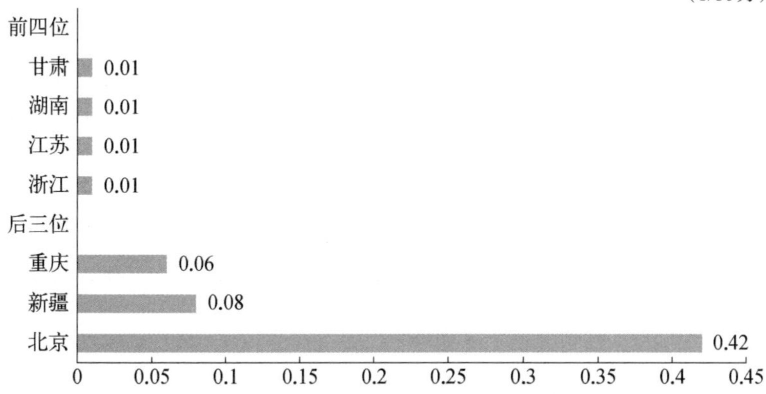

图5-17　31个省区市病毒性肝炎死亡率前四位后三位比较

表5-17　31个省区市病毒性肝炎死亡率

地区＼指标	病毒性肝炎死亡率(1/10万)	地区＼指标	病毒性肝炎死亡率(1/10万)
甘　肃	0.01	海　南	0.03
湖　南	0.01	河　北	0.03
江　苏	0.01	河　南	0.03
浙　江	0.01	吉　林	0.03
安　徽	0.02	陕　西	0.03
贵　州	0.02	天　津	0.03
湖　北	0.02	云　南	0.03
江　西	0.02	黑龙江	0.04
辽　宁	0.02	内蒙古	0.04
宁　夏	0.02	四　川	0.04
山　东	0.02	广　东	0.05
山　西	0.02	广　西	0.05
福　建	0.03	青　海	0.05

（续表）

地区＼指标	病毒性肝炎死亡率（1/10万）	地区＼指标	病毒性肝炎死亡率（1/10万）
上　海	0.05	北　京	0.42
重　庆	0.06	西　藏	—
新　疆	0.08		

肝癌。[1]

为了控制病毒性肝炎流行，我们国家实施了预防接种为主、防治结合的综合防控策略，全面开展病毒性肝炎防治知识的宣传教育。加强甲肝、乙肝疫苗接种工作，提高适龄儿童接种率，我国儿童目前乙肝的病毒感染率逐年显著下降，2014年血清流行病学调查显示，1—4岁的人群乙肝病毒表面抗原流行率是0.32%，和2006年相比下降66.67%。全人群乙肝病毒表面抗原流行率已经低于7%。

十八　乙型肝炎发病率（1/10万）

根据数据（见图5-18、表5-18），乙型肝炎发病率低的五个地区是：北京（7.82/10万）、天津（12.51/10万）、江苏（17.95/10万）、浙江（23.57/10万）、黑龙江（26.69/10万）；乙型肝炎发病率高的五个地区是：新疆（164.31/10万）、青海（146.31/10万）、广东（134.56/10万）、福建（129.41/10万）、海南（127.63/10万）；乙型肝炎发病率最低的北京比最高的新疆低156.48/10万。

乙型肝炎是由乙型肝炎病毒造成的肝脏感染，它是一个严重威胁人类健康的世界性疾病。据世界卫生组织估计，全球约有2.57亿乙肝病毒感染者（乙肝表面抗原阳性）。在乙肝病毒感染的区域分布

[1] 我国病毒性肝炎致死率高［N/OL］.信报网，2017-07-28［2017-07-28］.http://www.stardaily.com.cn/2017/0728/59435.shtml.

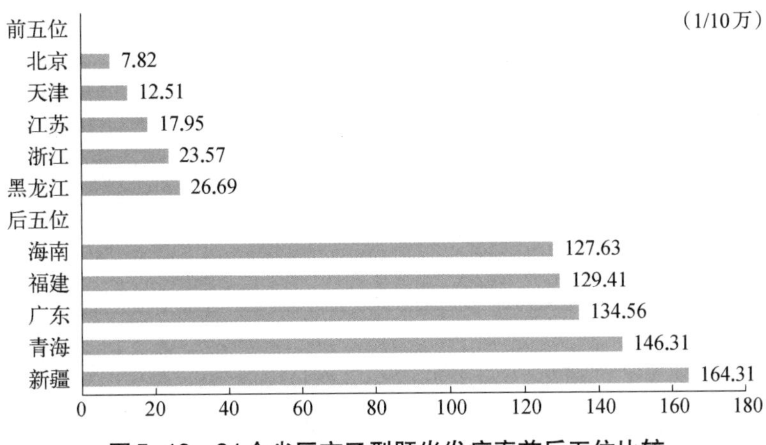

图5–18　31个省区市乙型肝炎发病率前后五位比较

表5–18　31个省区市乙型肝炎发病率

地区＼指标	乙型肝炎发病率（1/10万）	地区＼指标	乙型肝炎发病率（1/10万）
北　京	7.82	贵　州	58.71
天　津	12.51	安　徽	61.28
江　苏	17.95	陕　西	61.38
浙　江	23.57	河　南	63.62
黑龙江	26.69	重　庆	66.03
上　海	34.74	河　北	73.94
甘　肃	38.78	西　藏	78.73
吉　林	40.86	湖　南	80.70
宁　夏	44.02	江　西	85.23
辽　宁	44.87	广　西	87.13
云　南	45.25	内蒙古	87.94
四　川	47.39	湖　北	106.43
山　东	48.75	山　西	124.54

（续表）

指标 地区	乙型肝炎发病率（1/10万）	指标 地区	乙型肝炎发病率（1/10万）
海　南	127.63	青　海	146.31
福　建	129.41	新　疆	164.31
广　东	134.56		

上，东亚和非洲撒哈拉以南地区，乙肝流行率最高。这两个区域大多数人在儿童时期就感染了乙肝病毒，最常见的传播途径是母婴传播。其次是亚马孙流域、东欧南部地区、中东和印度次大陆地区，西欧和北美感染率最低。

我国乙肝病毒感染者约占全球的三分之一。多年来，为了防治乙肝，呵护人民群众的身体健康。我国采取了“预防为主，防治结合”的卫生工作方针，制订防治规划，采取综合措施，控制乙肝的流行与传播。20世纪90年代起，我国大力推行儿童乙肝疫苗接种策略，1992年将乙肝疫苗接种纳入计划免疫管理。2002年，经国务院批准，卫生部将乙肝疫苗纳入儿童免疫规划。为加强乙肝控制，根据《中共中央国务院关于深化医药卫生体制改革的意见》和《医药卫生体制改革近期重点实施方案（2009—2011年）》确定的重点工作，国家确定从2009年起实施的15岁以下儿童补种乙肝疫苗工作将进一步对青少年预防感染乙肝病毒提供有效保障。

乙型肝炎发病率最低的地区是北京市。北京市高度重视免疫规划工作，并将此作为公共卫生的重点工作之一。北京市免疫规划疫苗接种率持续保持高水平，疫苗可预防疾病的发病率大幅度下降。根据统计数据，2016年，北京市乙型肝炎发病率为7.82/10万人，远低于全国68.57/10万人的数据。

但需要注意的是，乙型肝炎发病率超过100/10万人的依然有7

个省、自治区。乙型肝炎发病率最高是新疆，高达164.31/10万人。新疆有着较多的牧区人口，其在乙型肝炎等传染病的防治方面还存在着一些缺陷。我国人群的乙肝表面抗原（HBsAg）阳性感染率在各年龄组的曲线呈双峰，儿童峰一般出现在10岁左右。牧区儿童因为入学年龄偏大，加之牧区家庭对乙肝疫苗认识不足，因此接受乙肝疫苗注射的时间较晚，致使牧区儿童暴露在感染源下的时间较长。另外，由于卫生条件的限制，乙肝疫苗的注射方法、时间间隔、接种时的年龄等因素也将造成疫苗免疫应答反应减弱。缘此，应统筹协调卫生、教育等相关部门，找到有针对性的防治办法，切实解决乙型肝炎高发的问题。

十九　乙型肝炎死亡率（1/10万）

根据数据（见图5-19、表5-19），乙型肝炎死亡率低的两个地区是：湖南（0.00/10万）、浙江（0.00/10万）；乙型肝炎死亡率高的三个地区分别是上海（0.05/10万）、青海（0.05/10万）、北京（0.35/10万）。乙型肝炎死亡率最低的湖南、浙江比最高的北京低0.35/10万。

乙型肝炎死亡率最高的地区是北京市。北京市与乙肝病毒感染有关的肝病死亡中，占首位的是原发性肝癌，其次是肝硬化和慢性乙型肝炎。北京市于1987年开始接种乙肝疫苗，1990年北京市开始将

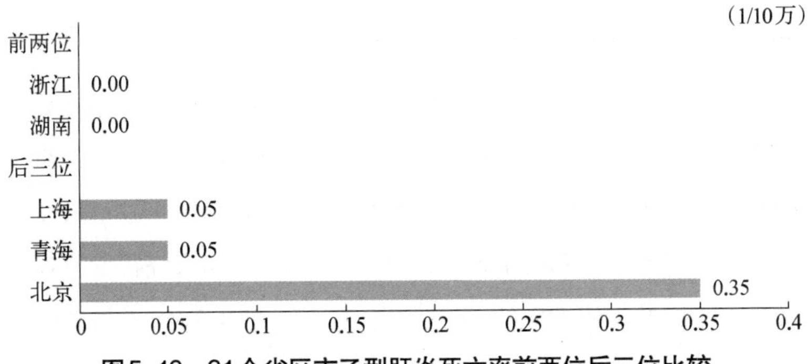

图5-19　31个省区市乙型肝炎死亡率前两位后三位比较

表5–19　31个省区市乙型肝炎死亡率

指标 地区	乙型肝炎死亡率（1/10万）	指标 地区	乙型肝炎死亡率（1/10万）
浙　江	0.00	陕　西	0.02
湖　南	0.00	宁　夏	0.02
山　西	0.01	天　津	0.03
吉　林	0.01	内蒙古	0.03
江　苏	0.01	福　建	0.03
安　徽	0.01	广　西	0.03
贵　州	0.01	广　东	0.04
云　南	0.01	重　庆	0.04
甘　肃	0.01	四　川	0.04
河　北	0.02	新　疆	0.04
辽　宁	0.02	上　海	0.05
黑龙江	0.02	青　海	0.05
江　西	0.02	北　京	0.35
山　东	0.02	西　藏	—
河　南	0.02	海　南	—
湖　北	0.02		

乙肝疫苗接种纳入计划免疫进行管理，并实施产前HBsAg和HBeAg筛查基础上的乙肝疫苗高剂量接种策略。但统计数据显示，北京市因乙型肝炎病毒（HBV）感染所致的慢性乙型肝炎、乙肝后肝硬化和原发性肝癌的死亡率近年来并无明显的下降趋势。目前，北京市仍是全国乙型肝炎死亡率最高的城市。其主要原因在于，乙肝免疫策略主要保护的是新出生的人群，而乙型肝炎病毒（HBV）感染存在慢

性长期化的特点，已有的乙型肝炎病毒（HBV）携带者是造成北京市近年来与乙型肝炎病毒（HBV）感染有关的肝病年死亡率无明显下降趋势的主要原因。

二十　丙型肝炎发病率（1/10万）

根据数据（见图5-20、表5-20），丙型肝炎发病率低的五个地区是西藏（0.98/10万）、江苏（3.97/10万）、天津（4.02/10万）、北京（4.07/10万）、山东（4.22/10万）；丙型肝炎发病率高的五个地区是新疆（47.66/10万）、海南（37.09/10万）、青海（34.14/10万）、内蒙古（27.52/10万）、河南（26.22/10万）。丙型肝炎发病率最低的西藏比最高的新疆低46.68/10万。

丙型肝炎是一种由丙型肝炎病毒（HCV）感染引起的病毒性肝炎，主要经输血、针刺、吸毒等途径传播。丙型肝炎呈全球性流行的趋势，可导致肝脏慢性炎症坏死和纤维化，部分患者可发展为肝硬化甚至肝细胞癌（HCC）。据世界卫生组织统计，全球丙型肝炎病毒（HCV）的感染率约为3%，每年新发丙型肝炎病例约3.5万例。

近年来，我国丙肝病毒感染报告病例数呈逐年上升趋势。但与“家喻户晓”的乙肝相比，丙肝“默默无闻”，存在“三低”现象，即认

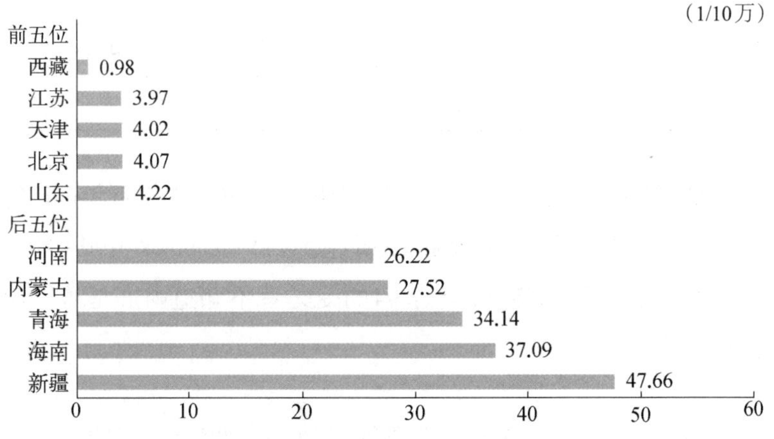

图5-20　31个省区市丙型肝炎发病率前后五位比较

表5-20　31个省区市丙型肝炎发病率

地区\指标	丙型肝炎发病率（1/10万）	地区\指标	丙型肝炎发病率（1/10万）
西　藏	0.98	湖　北	15.02
江　苏	3.97	陕　西	19.05
天　津	4.02	广　西	19.18
北　京	4.07	湖　南	19.45
山　东	4.22	广　东	19.64
浙　江	4.82	辽　宁	20.05
上　海	7.38	云　南	22.00
福　建	7.50	吉　林	23.17
江　西	8.32	山　西	23.31
安　徽	10.40	甘　肃	26.21
宁　夏	12.15	河　南	26.22
四　川	12.23	内蒙古	27.52
河　北	12.74	青　海	34.14
黑龙江	12.77	海　南	37.09
重　庆	13.08	新　疆	47.66
贵　州	13.42		

知率低、诊断率低和治疗率低。据中国肝炎防控基金会近年进行的一项公众调查显示，只有38%的人听说过丙肝，远低于对甲肝（91%）和乙肝（95%）的知晓度，超过3/4的受访者不知道丙肝是可以治愈的。[1]

[1] 晏珊.我国丙肝患病人数逐年上升[N/OL].网易探索，2016-07-27[2016-07-27].http://discovery.163.com/16/0727/11/BSVQ7F8J00014O6H.html.

丙肝目前尚无有效疫苗，防治形势非常严峻。我国是“乙肝大国”，乙肝防治往往是人们关注的焦点，在常规体检时一般只查乙肝，不查丙肝。大多数的慢性丙肝患者确诊时，已处于疾病发展晚期，如肝硬化或肝癌。因此，防治丙肝的要务是要提高全民认识，尽早筛查，把危害降到最低。

二十一　丙型肝炎死亡率（1/10万）

根据数据（见图5-21、表5-21），丙型肝炎死亡率低的分别是贵州、四川、山东、福建、安徽、江苏、吉林，均为0.00/10万；丙型肝炎死亡率高的四个地区是：广西（0.02/10万）、新疆（0.03/10万）、海南（0.03/10万）、北京（0.07/10万）。丙型肝炎死亡率最低的7个省比最高的北京低0.07/10万。

丙肝发病具有隐匿性，很多患者症状不明显，常规体检中也没有检验丙肝这一项，因此患者就医时往往已错过最佳治疗时机，这就使得丙肝引起肝硬化、肝衰竭及肝细胞癌并最终导致死亡的概率大大增加。调查显示，大部分受访者对丙肝及其危害缺乏认知，有60%的丙肝患者感染了病毒却不自知，15%的患者确诊时已进入晚期。在

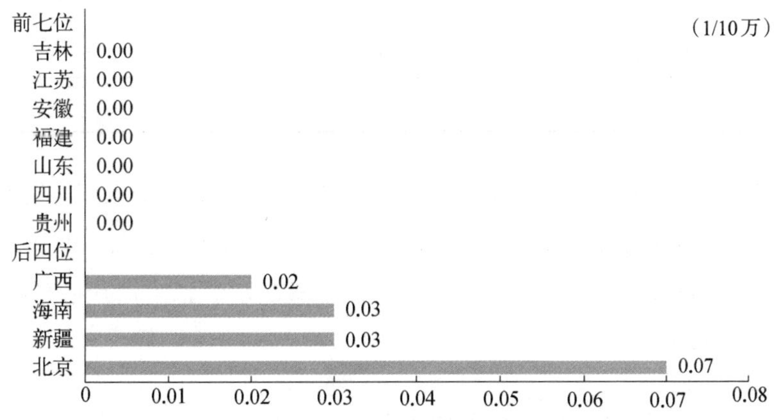

图5-21　31个省区市丙型肝炎死亡率前七位后四位比较

表5-21　31个省区市丙型肝炎死亡率

地区＼指标	丙型肝炎死亡率（1/10万）	地区＼指标	丙型肝炎死亡率（1/10万）
吉　林	0.00	陕　西	0.01
江　苏	0.00	广　西	0.02
安　徽	0.00	海　南	0.03
福　建	0.00	新　疆	0.03
山　东	0.00	北　京	0.07
四　川	0.00	西　藏	—
贵　州	0.00	甘　肃	—
河　北	0.01	青　海	—
山　西	0.01	宁　夏	—
内蒙古	0.01	湖　北	—
黑龙江	0.01	江　西	—
河　南	0.01	浙　江	—
湖　南	0.01	上　海	—
广　东	0.01	辽　宁	—
重　庆	0.01	天　津	—
云　南	0.01		

确诊后也因为对抗病毒治疗的重要性缺乏认识，没有采取正确的治疗。逾1/3的丙肝患者没有在确诊后第一年接受抗病毒治疗。[1]事实上，若能及时发现，并给予及时、正确、合理的抗病毒治疗，丙肝是可以治愈的。

[1]　胡浩.我国流行病学调查显示：60%丙肝患者不知自己患病［N/OL］.新华网，2015-02-12［2015-02-12］.http://news.xinhuanet.com/201-02/12/c_1114354375.htm.

二十二　艾滋病发病率（1/10万）

根据数据（见图5-22、表5-22），艾滋病发病率低的五位是：山东（0.62/10万）、内蒙古（0.83/10万）、河北（0.92/10万）、西藏（1.04/10万）、宁夏（1.18/10万）；艾滋病发病率高的五位是：广西（13.25/10万）、云南（12.31/10万）、四川（9.55/10万）、重庆（8.76/10万）、新疆（8.13/10万）。艾滋病发病率最低的比最高的低12.63/10万。

艾滋病是一种危害性极大的传染病，由感染艾滋病病毒（HIV）引起。艾滋病病毒是一种能攻击人体免疫系统的病毒。它把人体免疫系统中最重要的CD4T淋巴细胞作为主要攻击目标，大量破坏该细胞，使人体丧失免疫功能。因此，人体易于感染各种疾病，并可发生恶性肿瘤，病死率较高。

从数据来看，我国艾滋病发病率最高的是广西壮族自治区。广西壮族自治区的HIV感染从一开始就显示出流行强度高，传播扩散迅速的趋势。近年来，广西壮族自治区通过深入推进两轮防治艾滋病攻坚工程，艾滋病疫情快速上升势头得到有效遏制，新发现报告病例自2012年以来持续下降，但形势依然不容乐观。目前，广西壮族

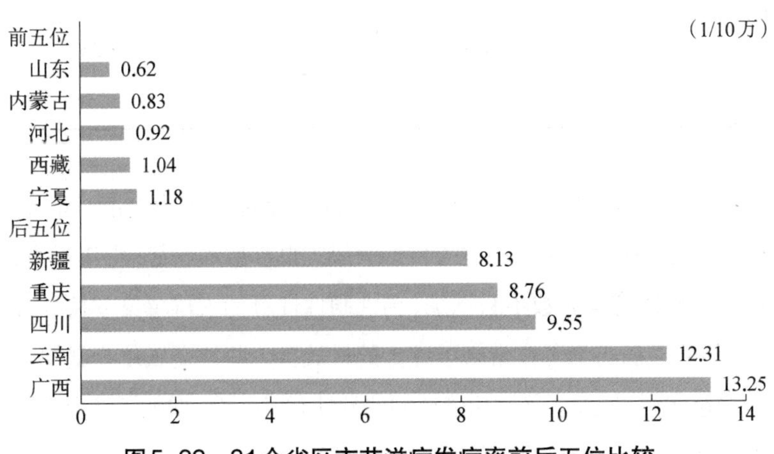

图5-22　31个省区市艾滋病发病率前后五位比较

表5–22　31个省区市艾滋病发病率

指标 地区	艾滋病发病率（1/10万）	指标 地区	艾滋病发病率（1/10万）
山　东	0.62	海　南	2.10
内蒙古	0.83	上　海	2.15
河　北	0.92	青　海	2.59
西　藏	1.04	江　西	2.60
宁　夏	1.18	浙　江	3.02
甘　肃	1.20	河　南	3.26
山　西	1.35	北　京	3.61
黑龙江	1.44	广　东	3.65
安　徽	1.71	湖　南	3.82
陕　西	1.74	贵　州	6.02
天　津	1.79	新　疆	8.13
辽　宁	1.88	重　庆	8.76
吉　林	1.96	四　川	9.55
江　苏	1.98	云　南	12.31
福　建	2.00	广　西	13.25
湖　北	2.02		

自治区感染HIV的主要途径由吸毒转向性传播，性传播的比率高达97%。艾滋病呈现出从高危人群向一般人群扩散的趋势，青年学生、中老年男性感染人数不断增加，男性同性性行为人群感染率持续升高，给艾滋病防治工作带来了巨大的挑战。一些社交软件等新媒体的普遍使用，增加了艾滋病传播的便利性和隐蔽性，增加了综合干预的难度，进一步加大了艾滋病传播的风险。

二十三 艾滋病死亡率(1/10万)

根据数据(见图5–23、表5–23),艾滋病死亡率低的五个地区是:山东(0.11/10万)、上海(0.15/10万)、内蒙古(0.15/10万)、河北(0.15/10万)、西藏(0.16/10万);艾滋病死亡率高的五个地区是:广西(5.59/10万)、云南(3.88/10万)、新疆(2.96/10万)、四川(2.07/10万)、重庆(1.56/10万)。艾滋病死亡率最低的山东比最高的广西低5.48/10万。

艾滋病是全球面临的重大公共卫生问题。截至2016年9月,我国报告现存活艾滋病病毒感染者和病人65.4万例,累计死亡20.1万

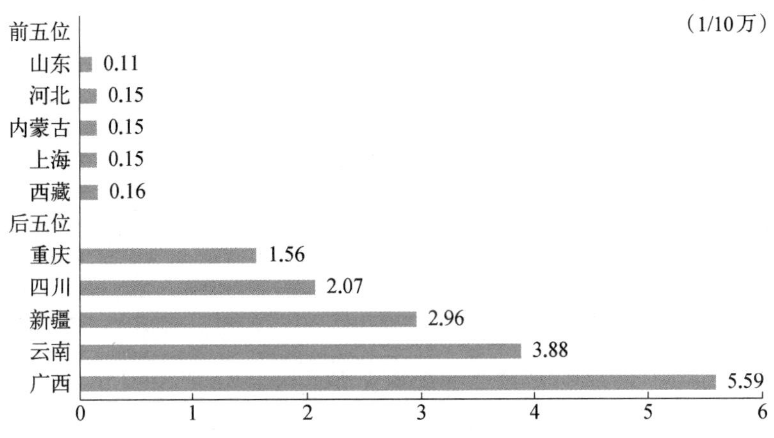

图5–23 31个省区市艾滋病死亡率前后五位比较

表5–23 31个省区市艾滋病死亡率

指标 地区	艾滋病死亡率(1/10万)	指标 地区	艾滋病死亡率(1/10万)
山东	0.11	西藏	0.16
河北	0.15	黑龙江	0.19
内蒙古	0.15	山西	0.20
上海	0.15	宁夏	0.21

（续表）

指标 地区	艾滋病死亡率（1/10万）	指标 地区	艾滋病死亡率（1/10万）
北　京	0.22	湖　北	0.56
甘　肃	0.22	江　西	0.68
江　苏	0.23	广　东	0.73
天　津	0.24	湖　南	0.87
福　建	0.24	河　南	1.30
安　徽	0.27	贵　州	1.45
辽　宁	0.30	重　庆	1.56
陕　西	0.30	四　川	2.07
浙　江	0.33	新　疆	2.96
青　海	0.39	云　南	3.88
海　南	0.53	广　西	5.59
吉　林	0.54		

例。此外，约有1/3的感染者和病人尚未被发现。[1]针对艾滋病防治，我国先后颁布了《传染病防治法》、《艾滋病防治条例》等法律法规，出台了免费检测、抗病毒治疗、母婴阻断、艾滋病孤儿上学和生活救助的“四免一关怀”政策，形成了比较完善的法规政策体系。“十二五”期间，我国艾滋病病毒感染者和病人发现率增加了68.1%，病死率降低了57%。但是，当前疫情形势依然严峻，尤其在互联网时代，社交新媒体的流行增加了防治艾滋病的难度。

[1] 我国报告现有艾滋病例65.4万[N/OL].网易新闻，2016-12-01[2016-12-01].http://news.163.com/16/1201/06/C769TEF1000187VI.html.

广西壮族自治区是艾滋病死亡率最高的地区，同时也是艾滋病发病率最高的地区，双高的数据折射出广西壮族自治区艾滋病流行和传播的严峻形势。自1996年艾滋病传入广西壮族自治区并出现本土病例以来，广西壮族自治区已成为我国艾滋病流行的主要区域。为了防治艾滋病，广西壮族自治区从2013年7月1日起，正式施行《广西壮族自治区艾滋病防治条例》，不断加大艾滋病防治投入，有效遏制了艾滋病疫情快速上升的势头，但由于感染基数大，艾滋病防治压力依然很大，发病率和死亡率在全国排名居高不下。

二十四　梅毒发病率（1/10万）

根据数据（见图5–24、表5–24），梅毒发病率低的五个地区是：河北（13.50/10万）、山东（15.00/10万）、甘肃（16.78/10万）、河南（17.04/10万）、广西（17.27/10万）；梅毒发病率高的五个地区是：新疆（107.51/10万）、福建（62.96/10万）、浙江（59.36/10万）、上海（56.13/10万）、宁夏（49.19/10万）。梅毒发病率最低的河北比最高的新疆低94.01/10万。

梅毒是由苍白（梅毒）螺旋体引起的慢性、系统性的性传播疾

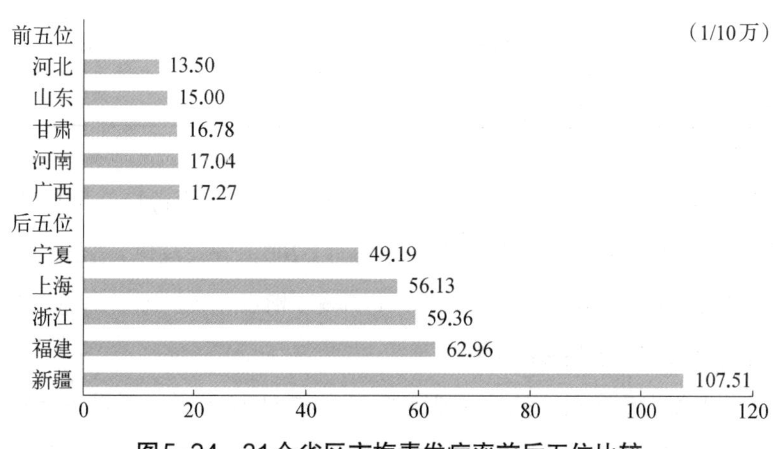

图5–24　31个省区市梅毒发病率前后五位比较

表5-24 31个省区市梅毒发病率

指标 地区	梅毒发病率（1/10万）	指标 地区	梅毒发病率（1/10万）
河 北	13.50	贵 州	32.37
山 东	15.00	云 南	33.02
甘 肃	16.78	西 藏	33.57
河 南	17.04	安 徽	34.19
广 西	17.27	辽 宁	40.43
天 津	19.37	青 海	42.66
湖 北	20.67	内蒙古	43.41
吉 林	21.34	广 东	46.64
北 京	24.68	重 庆	48.55
陕 西	24.91	海 南	48.59
江 西	25.11	宁 夏	49.19
黑龙江	25.31	上 海	56.13
山 西	26.90	浙 江	59.36
四 川	27.83	福 建	62.96
江 苏	29.64	新 疆	107.51
湖 南	31.04		

病，性接触是梅毒的主要传播途径，占95%以上。梅毒在全世界流行，据世界卫生组织估计，全球每年约有1 200万新发病例，主要集中在南亚、东南亚和次撒哈拉非洲。近年来，梅毒在我国增长迅速，已成为报告病例数最多的性病。

梅毒发病率最高的地区是新疆，为107.51/10万人。新疆部分地区经济相对落后，交通闭塞，缺医少药，性病防治知识匮乏，感染梅毒的几率较大。近年来，新疆启动整顿性病诊疗机构工作，梅毒检测诊断能力不断提高，医疗服务的覆盖面日益扩大。此外，梅毒通过国境口岸传入传出也是值得注意的传染途径。因此，需要有针对性地加强对口岸重点人群的监测，以及梅毒防治知识的宣传和普及，防止梅毒通过国境口岸传入传出。同时，卫生检疫部门要重视加强和当地卫生行政、防疫、医疗等多部门的交流与协作，加强梅毒的联防联控，缓解新疆梅毒疫情。

二十五 梅毒死亡率（1/10万）

根据数据（见图5-25、表5-25），梅毒死亡率低的省市分别是河北、吉林、上海、江苏、安徽、河南、湖南、云南，均为0.00/10万；死亡率高的是：内蒙古（0.02/10万）和新疆（0.02/10万）。梅毒死亡率最低的8个省、市比最高的内蒙古和新疆低0.02/10万。

2016年，我国河北、吉林、上海、江苏等8个省市的梅毒死亡率为0.00/10万。为了有效防治梅毒，我国卫生部于2010年制定下发了《中国预防与控制梅毒规划（2010——2020年）》（以下简称《规划》）。《规划》指出，梅毒可通过性、血液和母婴途径传播，传播途径

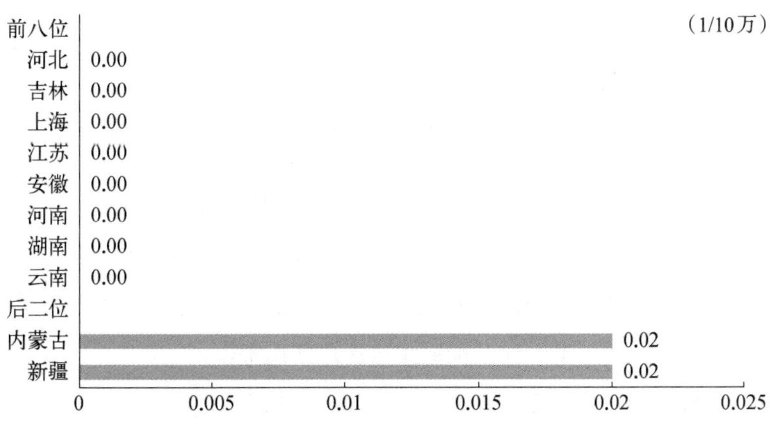

图5-25 31个省区市梅毒死亡率前八位后两位比较

表5-25　31个省区市梅毒死亡率排序

地区＼指标	梅毒死亡率（1/10万）	地区＼指标	梅毒死亡率（1/10万）
河　北	0.00	四　川	0.01
吉　林	0.00	陕　西	0.01
上　海	0.00	内蒙古	0.02
江　苏	0.00	新　疆	0.02
安　徽	0.00	甘　肃	—
河　南	0.00	青　海	—
湖　南	0.00	宁　夏	—
云　南	0.00	西　藏	—
北　京	0.01	贵　州	—
天　津	0.01	广　西	—
山　西	0.01	湖　北	—
黑龙江	0.01	江　西	—
福　建	0.01	山　东	—
广　东	0.01	浙　江	—
海　南	0.01	辽　宁	—
重　庆	0.01		

与艾滋病基本一致，感染梅毒后只要及早发现并进行规范治疗是可以治愈的。因此，需要综合运用宣传、综合干预、检测和医治等各种方式遏制梅毒的发生和传播。《规划》还将梅毒治疗用药列入报销基本用药名录，从政策上保证梅毒患者诊疗费用报销。

2015年4月，国家卫生和计划生育委员会办公厅印发了《关于全面开展预防艾滋病、梅毒和乙肝母婴传播工作的通知》，自2015年起，在全国范围内广泛开展预防艾滋病、梅毒和乙肝母婴传播工作，为孕产妇免费提供艾滋病、梅毒和乙肝筛查以及感染孕产妇与所生儿童的综合干预服务。政策上的保障，为梅毒的有效防治提供了有力支撑，我国梅毒发病率尽管较高，但死亡率却维持在低位，折射出我国在梅毒防治方面的显著成绩。

第六章
中国与其他G20国家健康指标比较

二十国集团（G20）将卫生看作是维持社会经济稳定的要素之一，可持续发展的一个重要方面。强大和有韧性的卫生体系对应对当前和突发全球卫生挑战至关重要，有助于建立高生产率的劳动力、稳定的社会保障网并最终建成一个繁荣的社会。因为传染病爆发等卫生威胁可使卫生体系过载并外溢到其他领域，中断经济运行并阻碍可持续发展。中国作为G20成员国之一，历来高度重视卫生事业的持续发展。与其他G20国家相比，中国在15个健康指标方面的排名先后不一，说明中国在健康事业发展方面既有优势，亦存在不足。

一　中国排名靠前的指标

与其他G20国家相比，我国成人（女）吸烟率、成人（男）肥胖率、成人（女）肥胖率、成人识字率、成人平均饮酒量、每万人口医院床位6个指标排名靠前，详见表6–1。

表6–1　中国排名靠前的6个指标

中国排名靠前的指标	具体排名情况
（1）成人（女）（>15岁）吸烟率（%）	成人（女）吸烟率中国最低，为1.8%，比最高的德国（28.3%）低26.5%

（续表）

中国排名靠前的指标	具体排名情况
（2）成人（男）（≥18岁）肥胖率（%）	中国排第五位，为5.9%。成人（男）肥胖率最低的印度为3.2%，美国最高，为32.6%
（3）成人（女）（≥18岁）肥胖率（%）	中国排第五位，为8.0%。成人（女）肥胖率最低的是日本，为3.2%，最高的是沙特阿拉伯，为41.4%
（4）成人识字率（%）	中国排第五位，为95.1%。成人识字率最高的是俄罗斯，为99.7%，成人识字率最低的是印度，为69.3%（注：成人识字率只有10个成员国数据）
（5）成人（>15岁）平均饮酒精量（升/人/年）	中国排第五位，为6.7升/人/年。成人平均饮酒精量最低的是沙特阿拉伯，为0.2升/人/年，最高的是俄罗斯，为15.1升/人/年
（6）每万人口医院床位（张/万人）	中国排第八位，为38张/万人。每万人医院床位排名第一的是日本，为137张/万人，排名最后的是印度，为7张/万人

表6-2　G20国家成人（女）（>15岁）吸烟率排名情况

序　号	国　　家	成人（女>15岁）吸烟率（%）
1	中　国	1.8
2	印　度	1.9
3	沙特阿拉伯	2.9
4	印度尼西亚	3.6
5	韩　国	4.2
6	南　非	6.5
7	墨西哥	6.6
8	日　本	10.6
9	巴　西	11.3
10	加拿大	12.2

（续表）

序　号	国　　家	成人（女＞15岁）吸烟率（%）
11	土耳其	12.4
12	澳大利亚	13.1
13	美　国	15.0
14	英　国	18.4
15	阿根廷	18.4
16	意大利	19.7
17	俄罗斯	22.8
18	法　国	25.6
19	德　国	28.3

表6-3　G20国家成人（男）（≥18岁）肥胖率排名情况

序　号	国　　家	成人（男）（≥18岁）肥胖率（%）
1	印　度	3.2
2	日　本	3.4
3	印度尼西亚	3.5
4	韩　国	4.8
5	中　国	5.9
6	南　非	15.7
7	巴　西	17.3
8	意大利	20.1
9	俄罗斯	20.3
10	德　国	21.9
11	墨西哥	22.8

（续表）

序　号	国　　家	成人（男）（≥18岁）肥胖率（%）
12	土耳其	22.9
13	阿根廷	23.6
14	法　国	23.8
15	加拿大	26.8
16	英　国	26.9
17	澳大利亚	28.4
18	沙特阿拉伯	29.9
19	美　国	32.6

表6-4　G20国家成人（女）（≥18岁）肥胖率排名情况

序　号	国　　家	成人（女）（≥18岁）肥胖率（%）
1	日　本	3.2
2	印　度	6.7
3	韩　国	6.7
4	印度尼西亚	7.9
5	中　国	8.0
6	德　国	18.5
7	意大利	21.6
8	巴　西	22.7
9	法　国	24.0
10	俄罗斯	27.4
11	澳大利亚	28.8
12	阿根廷	28.9
13	加拿大	29.1

（续表）

序　号	国　　家	成人（女）（≥18岁）肥胖率（%）
14	英　国	29.2
15	墨西哥	33.1
16	美　国	34.7
17	土耳其	35.8
18	南　非	37.3
19	沙特阿拉伯	41.4

表6–5　G20国家成人识字率排名情况

序　号	国　　家	成人识字率（%）
1	俄罗斯	99.7
2	意大利	99.1
3	阿根廷	98.0
4	土耳其	95.3
5	中　国	95.1
6	墨西哥	94.0
7	南　非	93.7
8	印度尼西亚	92.8
9	巴　西	91.5
10	印　度	69.3
11	澳大利亚	—
12	加拿大	—
13	法　国	—

（续表）

序　号	国　　家	成人识字率（%）
14	德　国	—
15	日　本	—
16	韩　国	—
17	沙特阿拉伯	—
18	英　国	—
19	美　国	—

表6–6　G20国家成人（＞15岁）平均饮酒精量

序　号	国　　家	成人（＞15岁）平均饮酒精量（升/人/年）
1	沙特阿拉伯	0.2
2	印度尼西亚	0.6
3	土耳其	2.0
4	印　度	4.3
5	中　国	6.7
6	意大利	6.7
7	日　本	7.2
8	墨西哥	7.2
9	加拿大	8.4
10	巴　西	8.7
11	美　国	9.2
12	阿根廷	9.3
13	南　非	11.0

（续表）

序　号	国　　家	成人（>15岁）平均饮酒精量（升/人/年）
14	英　国	11.6
15	德　国	11.8
16	澳大利亚	12.2
17	法　国	12.2
18	韩　国	12.3
19	俄罗斯	15.1

表6-7　G20国家每万人口医院床位数

序　号	国　　家	每万人口医院床位数（张）
1	日　本	137
2	韩　国	103
3	俄罗斯	97
4	德　国	82
5	法　国	64
6	阿根廷	47
7	澳大利亚	39
8	中　国	38
9	意大利	34
10	英　国	29
11	美　国	29
12	加拿大	27
13	土耳其	25
14	巴　西	23

（续表）

序　号	国　　家	每万人口医院床位数（张）
15	沙特阿拉伯	21
16	墨西哥	15
17	印度尼西亚	9
18	印　度	7
19	南　非	—

从上述指标的排名情况来看，中国排名靠前的指标更多的是与人们的生活方式或习惯等相关，如“成人（女）吸烟率”、“成人（男）肥胖率”、“成人（女）肥胖率”、“成人饮酒量”等。“成人识字率”一项中国排名相对靠前，但有统计数据的只有10个国家，故难以给出较为准确的判断。事实上，中国排名靠前的6个指标中，与医疗卫生等健康资源直接关联的指标只有“每万人口医院床位”这一项。

中国的“成人（女）吸烟率”为1.8%，是G20国家中最低的，而德国，“成人（女）吸烟率”在G20国家中最高，为28.8%。在德国，女性吸烟者的人数呈现持续上升的趋势。[1]这使得近年德国女性死于肺癌、支气管癌以及喉癌等由抽烟引发的疾病人数不断飙升。由于历史和文化等原因，过去德国抽烟的女性比较少见。二战之后，随着德国经济的繁荣、思想的解放，以及女性地位不断提高，尤其是女权运动的发展，抽烟被很多人看作是男女平等的象征之一。尤其是在20世纪70年代以后，受美国文化的影响，女人抽烟被看作是一种时髦，抽烟女性的数量不断扩大，而且愈来愈低龄化。在德国经常看到年轻女孩嘴里叼着香烟。

[1] 吸烟还是非吸烟？从德国生活看公共政策［N/OL］. 搜狐社会，2017-02-21［2017-02-21］.http://www.sohu.com/a/126819214_545073.

由于抽烟产生的问题越来越严重，德国政府从20世纪90年代开始逐步加大对吸烟的限制，比如明确规定，商家不得向未成年人出售香烟、增加烟酒税、提高吸烟成本、要求广播电视等媒体不得做香烟广告、在香烟外包装比较在醒目的位置上写上“抽烟危害健康”或“抽烟导致死亡”等。近年来，德国各州纷纷实行了禁烟令，在密闭公共场合严禁抽烟，同时在全德国范围内实现了公共交通，如在汽车、火车以及飞机上完全戒烟。[1]然而，尽管德国的戒烟规定日趋严格，但其吸烟问题并没有得到有效控制。

根据数据我们可以看出，就“成人（男）肥胖率”、“成人（女）肥胖率”这两项指标而言，亚洲国家总体表现优于欧美国家，这与饮食习惯的显著差异密切相关。众所周知，欧美国家饮食以高热量、高脂肪为主，亚洲国家的饮食则偏于清淡，以低热量、低脂肪为主。因此，欧美国家的成人肥胖率明显高于亚洲国家。

在有统计数据的10个G20国家中，俄罗斯成人识字率最高，为99.7%，印度最低，为69.3%，中国排名第五，为95.1%。印度成人识字率偏低与其女性地位直接相关。由于印度特殊的宗教、种姓制度，以及传统习俗等诸多原因，印度女性地位低下是个不争的事实。[2]女孩或者早早嫁人，或者留在家里照看弟弟妹妹，很多女孩因为在学校经常挨打而惧怕上学，甚至还有很多女孩因为学校没有给女孩准备卫生间而退学……种种因素使得印度女性受教育程度偏低，从而拉低了印度的成人识字率。

根据统计数据，俄罗斯“成人平均饮酒精量”为15.1升/人/年，是G20国家中最高的。俄罗斯民族是世界上最爱喝酒的民族之一。俄罗

[1] 德国抽烟致死女性人数上升186%烟草生产大国控烟难[N/OL].中国广播网，2013–05–31[2013–05–31].http://china.cnr.cn/guantianxia/201305/t20130531_512717022.shtml.

[2] 印度女孩教育何去何从[N/OL].搜狐教育，2017–10–30[2017–10–30].https://www.sohu.com/a/200411213_484992.

斯每年都有三四万人死于酒精中毒。普京任职后，认识到酗酒对国家的危害之大，陆续对酒类广告、销售时间等进行法律规范。“梅普组合”因为不酗酒，成为俄罗斯妇女眼中“热爱家庭”的偶像。近年来，俄罗斯一些地方还禁止商店周六和周日卖酒，或晚上8点后禁售。[1]虽然俄罗斯人均饮酒量大幅减少，但仍高于世界卫生组织确定的人均饮酒量不超过每年8升的标准。为此，俄罗斯政府制定了《关于在2020年前降低滥用酒类制品规模和预防居民酒类制品上瘾的规定》，俄联邦消费者权益及公民平安保护监督局呼吁加大落实该法规的力度。[2]以期降低俄罗斯的人均饮酒量，保护俄罗斯人的身体健康和生命安全。

日本在“每万人口医院床位”这一指标排名中位列第一，为137张/万人；韩国紧随其后，为103张/万人；“每万人口医院床位”最少的国家是印度，仅有7张/万人；中国则为38张/万人，排名第八。近年来，中国持续加大对医疗卫生事业的投入，医院拥有的床位数不断增长。但随着中国老龄化的加速，对医院床位的现实需求日益膨胀，因此，亟须调动各方资源，增加医院床位数的供应，从而保障人民群众尤其是老年人口的健康权益。

二　中国排名靠后的指标

在G20国家中，中国在安全饮用水普及率、人均卫生费用等9个指标中排名靠后，反映出中国在健康事业方面的不足。例如，中国安全饮用水普及率为86%，而英、法、德等8个国家安全饮用水普及率为100%。在人均政府卫生支出上，中国比第一名美国少了3 973美元；在人均卫生费用上，中国比第一名美国少了8 523美元。9个指标的具体排名情况详见表6-8。

---

[1] 姜波，霍文，姚蒙等.CNN发布世界十大最爱喝酒国家排名[N/OL].环球网，2017-01-24[2017-01-24].http://go.huanqiu.com/news/2013-04/3805805_2.html.

[2] 俄罗斯人均饮酒量大幅下降[N/OL].环球网，2017-01-24[2017-01-24].http://china.huanqiu.com/hot/2017-01/10017215.html.

表6–8　中国排名靠后的9个指标

中国排名靠后的指标	具体排名情况
(1) 新生儿死亡率	中国排第十一位，为5.5‰。新生儿死亡率最低的日本为0.9‰，最高的印度为27.7‰
(2) 预期寿命	中国排第十二位，为76.1岁。第一名日本为83.7岁，最后一名南非为62.9岁
(3) 卫生总费用占GDP比重(2012)	中国排第十五位，为5.4%。卫生总费用占GDP比重最高的是美国，为17%
(4) 人均国民收入(2016)	中国排第十五位，为7 820美元。第一名澳大利亚为60 070美元
(5) 每万人口医师数(2007—2013)	中国排第十五位，为14.9人/万人。第一名德国为38.9人/万人，最后一名印度尼西亚为2人/万人
(6) 成人(男)(>15岁)吸烟率	中国排第十六位，为47.6%。第一名澳大利亚为16.7%，最后一名印度尼西亚为76.2%
(7) 人均卫生费用(2012)	中国排第十六位，为322美元。第一名美国为8 845美元
(8) 人均政府卫生支出(2012)	中国排第十七位，为180美元。第一名美国为4 153美元，最后一名印度为18美元
(9) 安全饮用水普及率	中国排第十八位，为86%。土耳其、德国、加拿大、澳大利亚、法国、英国、意大利、日本并列第一，为100%

表6–9　G20国家新生儿死亡率

序　号	国　　家	新生儿死亡率(‰)
1	日　本	0.9
2	韩　国	1.6
3	德　国	2.1
4	意大利	2.1
5	澳大利亚	2.2

（续表）

序　号	国　　家	新生儿死亡率（‰）
6	法　国	2.2
7	英　国	2.4
8	加拿大	3.2
9	美　国	3.6
10	俄罗斯	5.0
11	中　国	5.5
12	阿根廷	6.3
13	墨西哥	7.1
14	土耳其	7.1
15	沙特阿拉伯	7.9
16	巴　西	8.9
17	南　非	11.0
18	印度尼西亚	13.5
19	印　度	27.7

表6-10　G20国家预期寿命

序　号	国　　家	预期寿命（岁）
1	日　本	83.7
2	澳大利亚	82.8
3	意大利	82.7
4	法　国	82.4
5	韩　国	82.3
6	加拿大	82.2
7	英　国	81.2

（续表）

序　号	国　　家	预期寿命（岁）
8	德　国	81.0
9	美　国	79.3
10	墨西哥	76.7
11	阿根廷	76.3
12	中　国	76.1
13	土耳其	75.8
14	巴　西	75.0
15	沙特阿拉伯	74.5
16	俄罗斯	70.5
17	印度尼西亚	69.1
18	印　度	68.3
19	南　非	62.9

表6-11　G20国家卫生总费用占GDP比重（2012）

序　号	国　　家	卫生总费用占GDP比重（%）
1	美　国	17.0
2	法　国	11.6
3	德　国	11.3
4	加拿大	10.9
5	日　本	10.3
6	巴　西	9.5
7	英　国	9.3
8	意大利	9.2

（续表）

序　号	国　　家	卫生总费用占GDP比重（%）
9	澳大利亚	8.9
10	南　非	8.9
11	韩　国	7.6
12	阿根廷	6.8
13	俄罗斯	6.5
14	墨西哥	6.1
15	中　国	5.4
16	土耳其	5.4
17	印　度	3.8
18	沙特阿拉伯	3.8
19	印度尼西亚	3.0

表6–12　G20国家人均国民收入（2016）

序　号	国　　家	人均国民收入（美元）
1	澳大利亚	60 070
2	美　国	54 960
3	加拿大	47 500
4	德　国	45 790
5	英　国	43 340
6	法　国	40 580
7	日　本	36 680
8	意大利	32 790
9	韩　国	27 440

（续表）

序　号	国　　家	人均国民收入（美元）
10	沙特阿拉伯	23 550
11	俄罗斯	11 400
12	巴　西	9 850
13	墨西哥	9 710
14	土耳其	9 130
15	中　国	7 820
16	南　非	6 050
17	印度尼西亚	3 440
18	印　度	1 590
19	阿根廷	—

表6-13　G20国家每万人口医师数（2007—2013）

序　号	国　　家	每万人口医师数（人）
1	德　国	38.9
2	阿根廷	38.6
3	意大利	37.6
4	澳大利亚	32.7
5	法　国	31.9
6	英　国	28.1
7	沙特阿拉伯	24.9
8	美　国	24.5
9	日　本	23.0
10	韩　国	21.4

（续表）

序 号	国 家	每万人口医师数（人）
11	墨西哥	21.0
12	加拿大	20.7
13	巴 西	18.9
14	土耳其	17.1
15	中 国	14.9
16	南 非	7.8
17	印 度	7.0
18	印度尼西亚	2.0
19	俄罗斯	—

表6–14 G20国家成人（男）（>15岁）吸烟率

序 号	国 家	成人（男）（>15岁）吸烟率（%）
1	澳大利亚	16.7
2	加拿大	17.7
3	巴 西	19.3
4	美 国	19.5
5	英 国	19.9
6	印 度	20.4
7	墨西哥	20.8
8	沙特阿拉伯	27.9
9	意大利	28.3
10	阿根廷	29.5

（续表）

序　号	国　　家	成人（男）（>15岁）吸烟率（%）
11	法　国	29.8
12	南　非	31.4
13	德　国	32.4
14	日　本	33.7
15	土耳其	39.5
16	中　国	47.6
17	韩　国	49.8
18	俄罗斯	59.0
19	印度尼西亚	76.2

表6-15　G20国家人均卫生费用（2012）

序　号	国　　家	人均卫生费用（美元）
1	美　国	8 845
2	加拿大	5 763
3	日　本	4 787
4	德　国	4 717
5	法　国	4 644
6	英　国	3 595
7	意大利	3 114
8	韩　国	1 724
9	巴　西	1 078
10	阿根廷	994
11	沙特阿拉伯	992
12	俄罗斯	913

（续表）

序　号	国　　家	人均卫生费用（美元）
13	南　非	651
14	墨西哥	618
15	土耳其	569
16	中　国	322
17	印度尼西亚	108
18	印　度	58
19	澳大利亚	6.97

表6–16　G20国家人均政府卫生支出（2012）

序　号	国　　家	人均政府卫生支出（美元）
1	美　国	4 153
2	澳大利亚	4 085
3	加拿大	4 037
4	日　本	3 932
5	德　国	3 618
6	法　国	3 592
7	英　国	3 019
8	意大利	2 408
9	韩　国	940
10	沙特阿拉伯	714
11	阿根廷	689
12	巴　西	512
13	俄罗斯	467

（续表）

序　号	国　　家	人均政府卫生支出(美元)
14	土耳其	437
15	墨西哥	320
16	南　非	315
17	中　国	180
18	印度尼西亚	43
19	印　度	18

表6–17　G20国家安全饮用水普及率

序　号	国　　家	安全饮用水普及率(%)
1	澳大利亚	100
2	加拿大	100
3	法　国	100
4	德　国	100
5	意大利	100
6	日　本	100
7	土耳其	100
8	英　国	100
9	阿根廷	99
10	美　国	99
11	巴　西	98
12	俄罗斯	97
13	沙特阿拉伯	97
14	墨西哥	96

（续表）

序　号	国　　家	安全饮用水普及率(%)
15	印　度	94
16	南　非	93
17	印度尼西亚	87
18	中　国	86
19	韩　国	—

经过持久的努力，中国的健康事业获得了长足的进步，但与G20其他国家相比，尤其是与美国、日本等发达国家比较，中国还存在相当大的差距。在“安全饮用水普及率”、“人均政府卫生支出”、“人均卫生费用”等方面位列倒数。因此，需要借鉴发达国家的经验，进一步发展和完善中国健康事业。

三　他山之石，可以攻玉——健康发展中的“日本模式”

日本的健康事业处于世界领先水平，是举世公认的“健康大国”、“长寿大国”。日本拥有优美的居住环境、完善的医疗体系、优质的医疗水平、一流的医疗设施、先进的服务理念和全面的健康保障。2015年，在世界卫生组织的全球医疗水平评比中，日本排名第一。世界卫生组织（WHO）发布了《2013年世界卫生统计报告》：从人类预期寿命、死亡率和医疗卫生服务体系等9个方面对全球194个国家和地区的卫生及医疗数据进行了分析，日本综合排名第一。在G20成员国中，日本新生儿死亡率最低，预期寿命最高，这两个最直观的指标，日本表现均为最优。

（一）先进的医疗体系与政策

日本医疗支出占GDP的10.3%，政府全方位监管着日本公共医疗各个构成。根据法律，中央和地方政府的责任是努力让医疗服务高效、优质、合适，重要的法律包括：《医疗保健法》（Medical Care Act）、《健康保险法》（Health Insurance Act）、《全民健康保险法》（National Health Insurance Act），等等。中央政府制定医疗服务各项费用，制定地方政府补助、保险机构补助和医疗机构补助的方案，政府设定的这些规定适用于所有机构，包括私立机构。

日本基层医疗由个体诊所提供服务，医院医疗服务主要由私立非营利性医院承担。但日本对社会办医的要求是有底线的，禁止社会资本举办私立的营利性医院。需要指出的是，私立非营利性医院被认为是公共医疗的一部分，接受政府的各种津贴补助，也在公共医保资金的支付范围之内。

（二）优质的医疗科研能力

在日本，医生的社会地位高，医师执业资格认证程序严格，具备较高的医学素养和执业能力，且大多数执业医生都具备国际学习经验，能够很快接受和使用高科技治疗方法和医疗技术，解决患者的健康需求。迄今为止，日本已经有4人获得诺贝尔生理学或医学奖，分别是利根进川（1987）、山中伸弥（2012）、大村智（2015）和大隅良典（2016）。日本医学研究的发达，离不开日本较高的研发经费投入、借鉴国外的积极性、内容研究的长期性和传承性以及相对自由的研究环境等因素。

（三）完备的全民医疗保险制度

日本建立了强制型的全民医疗保险制度，也就是公共医疗计划，每一位居民或者雇员都必须加入公共保险计划，合法移民也要求加入社会保险计划。一个居民如果退出强制医疗保险，重新加入时要额外交纳2年的保费。

为了应对老龄化，日本在老龄化危机来临前快速调整了布局，自2000年起发展了长期护理险。这是一种强制性的保险，覆盖了65岁以上老人以及40—64岁的失能老人。护理服务包含很多内容，有居家护理（Home Care）、临时看护、上门服务和各种护理需要的辅助设施，这些设施也在公共保险的支付范围内。[1]

（四）高水平的国民健康素质

日本在健康方面的卓越表现不仅是因为本国医疗技术十分先进，也在于日本国民健康意识十分强烈。日本的日常生活饮食清淡、营养均衡，再加上良好的生存环境、完善的医疗体检制度，让日本成为名副其实的"健康大国"。

对中国而言，日本提供的借鉴意义在于：在医疗领域发展"市场"需审慎，要明确鼓励非营利性医院，同时应确定公共医保支付的边界。除此之外，中国正处在人口老龄化的关口，"银发浪潮"汹涌而至，给"未富先老"的中国带来了一系列的社会问题。亟须借助政府、社会、家庭的多方合力，合理布局，建立完善可持续的、医养结合的健康模式，有效应对老龄化带来的医疗压力和危机。

[1] 王建秀.为什么说日本的医疗体系是个好榜样[N/OL].大河网，2016-03-09[2016-03-09].http://news.dahe.cn/2016/03-09/106545870.html.

第七章
中国与中等发达国家健康指标比较

1987年10月，党的十三大提出：到21世纪中叶，基本实现现代化，人均国民生产总值达到中等发达国家水平，人民过上比较富裕的生活。在中国迈向中等发达国家的历史征程中，健康指标是其重要参照。因此，中国与中等发达国家健康指标的比较，无疑具有重要意义。与以色列、捷克等中等发达国家相比，中国健康指标的排名有前有后，优势与不足并存。与中等发达国家的平均水平相比，中国尚须继续努力，方能与之匹配，从而真正实现健康中国的战略目标。

一　中国排名靠前的指标

与以色列、韩国等11个中等收入国家相比，中国在成人（女）吸烟率、成人（男）肥胖率、成人（女）肥胖率、成人平均饮酒精量等6个指标表现出色，排名靠前，详见表7-1。

表7-1　中国排名靠前的6个指标

中国排名靠前的指标	具体排名情况
（1）成人（女）（>15岁）吸烟率	中国排名第一位，为1.8%。最后一名是捷克，为32%

（续表）

中国排名靠前的指标	具体排名情况
（2）成人(男)(≥18岁)肥胖率	中国排名第二位，为5.9%。成人(男)肥胖率最低的是韩国，为4.8%，最高的是巴哈马，为29.7%
（3）成人(女)(≥18岁)肥胖率	中国排名第二位，为8%。成人(女)肥胖率最低的是韩国，为6.7%，最高的是巴哈马，为42.5%
（4）成人(>15岁)平均饮酒精量	中国排名第二位,为6.7升/人/年。成人平均饮酒精量最低的是以色列，为2.8升/人/年，最高的是匈牙利,为13.3升/人/年
（5）成人识字率	中国排第二位，为95.1%。只有中国和以色列的数据,第一名以色列为97.8%
（6）每万人医院床位	中国排第六位，为38张/万人。最高的韩国为103张/万人,最低的捷克为7.1张/万人

表7–2　中等发达国家成人(女)(>15岁)吸烟率

序　号	国　　家	成人(女)(>15岁)吸烟率(%)
1	中　国	1.8
2	韩　国	4.2
3	斯洛伐克	17.6
4	斯洛文尼亚	18.1
5	以色列	19.3
6	乌拉圭	19.4
7	马耳他	20.2
8	匈牙利	24.8
9	捷　克	29.0

（续表）

序 号	国 家	成人（女）（＞15岁）吸烟率（%）
10	巴哈马	—
11	塞浦路斯	—

表7–3 中等发达国家成人（男）（≥18岁）肥胖率

序 号	国 家	成人（男）（≥18岁）肥胖率（%）
1	韩 国	4.8
2	中 国	5.9
3	塞浦路斯	21.9
4	乌拉圭	22.5
5	以色列	23.5
6	匈牙利	24.0
7	马耳他	24.6
8	斯洛伐克	24.6
9	斯洛文尼亚	24.6
10	捷 克	26.2
11	巴哈马	29.7

表7–4 中等发达国家成人（女）（≥18岁）肥胖率

序 号	国 家	成人（女）（≥18岁）肥胖率（%）
1	韩 国	6.7
2	中 国	8.0
3	匈牙利	23.9
4	斯洛文尼亚	25.5
5	塞浦路斯	25.7

（续表）

序　号	国　　家	成人（女）（≥18岁）肥胖率（%）
6	斯洛伐克	26.7
7	以色列	27.0
8	捷　克	27.3
9	马耳他	28.5
10	乌拉圭	30.6
11	巴哈马	42.5

表7–5　中等发达国家成人（女）（＞15岁）平均饮酒精量

序　号	国　　家	成人（＞15岁）平均饮酒精量（升/人/年）
1	以色列	2.8
2	中　国	6.7
3	巴哈马	6.9
4	马耳他	7.0
5	乌拉圭	7.6
6	塞浦路斯	9.2
7	斯洛文尼亚	11.6
8	韩　国	12.3
9	捷　克	13.0
10	斯洛伐克	13.0
11	匈牙利	13.3

表7–6　中等发达国家成人识字率

序　号	国　　家	成人识字率（%）
1	以色列	97.8
2	中　国	95.1

（续表）

序　号	国　　家	成人识字率（%）
3	巴哈马	—
4	塞浦路斯	—
5	捷　克	—
6	匈牙利	—
7	马耳他	—
8	韩　国	—
9	斯洛伐克	—
10	斯洛文尼亚	—
11	乌拉圭	—

表7–7　中等发达国家每万人口医院床位数

序　号	国　　家	每万人口医院床位（张）
1	韩　国	103
2	匈牙利	72
3	斯洛伐克	60
4	马耳他	48
5	斯洛文尼亚	46
6	中　国	38
7	以色列	33
8	巴哈马	29
9	乌拉圭	25
10	塞浦路斯	7.2
11	捷　克	7.1

根据统计数据可以看出，中国的健康指标在G20成员国中排名靠前，在中等发达国家中依然靠前，只是具体排位发生了变化。中国“成人（女）吸烟率”在中等发达国家中是最低的，为1.8%。“成人（男）肥胖率”、“成人（女）肥胖率”、“成人平均饮酒精量”3个指标在中等发达国家中位居第二。“成人识字率”一项有统计数据的只有中国和以色列，故不作进一步分析。中国“每万人口医院床位”指标在中等发达国家中排名第八。

在中等发达国家中，中国“成人（女）吸烟率”最低，排名第一，“成人（男）肥胖率”、“成人（女）肥胖率”两项指标的表现仅次于韩国，“成人平均饮酒精量”、“成人识字率”两项指标的表现仅次于以色列。吸烟率、肥胖率、饮酒量等指标与人们的生活方式密切相关，折射出健康生活的理念在中国已经颇为普及。

韩国饮食以自然为本，菜肴以炖煮和烤制为主，忌油腻、喜清淡，含热量较低。因此，韩国肥胖率在中等发达国家中是最低的。巴哈马是中等发达国家中肥胖率最高的，“成人（男）肥胖率”为29.7%，“成人（女）肥胖率”高达42.5%，这主要缘于其无节制的饮食习惯与生活方式。

二　中国排名靠后的指标

在中等发达国家中，中国有9个健康指标排名靠后。中国“成人（男）吸烟率”为47.6%，比吸烟率最低的斯洛文尼亚多25.3%。中国安全饮用水普及率、每万人口医师、卫生总费用占GDP比重、人均卫生费用、人均政府卫生支出等指标均排名最末，映射出中国在这些领域的明显不足，详见表7–8。

表7–8　中国排名靠后的9个指标

中国排名靠后的指标	具体排名情况
（1）成人（男）（>15岁）吸烟率	中国排第八位，为47.6%。成人（男）吸烟率最低的是斯洛文尼亚，为22.3%

（续表）

中国排名靠后的指标	具体排名情况
（2）预期寿命	中国排第九位，为76.1岁。第一名以色列为82.5岁
（3）人均国民收入	中国排第十位，为7 820美元。在有统计数据的10个国家中排名最末，第一名以色列为35 440美元
（4）新生儿死亡率	中国排第十位，为5.5‰。新生儿死亡率最低的是斯洛文尼亚，为1.4‰
（5）安全饮用水普及率	中国排第十位，为86%。在有统计数据的10个国家中排名最末。匈牙利、斯洛文尼亚、马耳他、捷克、斯洛伐克、塞浦路斯、以色列、乌拉圭并列第一，为100%
（6）每万人口医师（2006—2013）	中国排第十一位，为14.9人/万人。排名第一的国家是乌拉圭，为37.4人/万人
（7）卫生总费用占GDP比重（2012）	中国排第十一位，为5.4%。排名第一的国家是乌拉圭，为54.6%
（8）人均卫生费用（2012）	中国排第十一位，为322美元。排名第一的国家是以色列，为2 395美元
（9）人均政府卫生支出（2012）	中国排第十一位，为180美元。排名第一的国家是斯洛文尼亚，为1 479美元

表7-9　中等发达国家成人（男）（＞15岁）吸烟率

序　号	国　　家	成人（男）（＞15岁）吸烟率（%）
1	斯洛文尼亚	22.3
2	乌拉圭	26.7
3	马耳他	29.7
4	匈牙利	32.0
5	捷　克	37.4
6	斯洛伐克	39.7
7	以色列	41.2

（续表）

序　号	国　　家	成人（男）（>15岁）吸烟率（%）
8	中　国	47.6
9	韩　国	49.8
10	巴哈马	—
11	塞浦路斯	—

表7–10　中等发达国家预期寿命

序　号	国　　家	预期寿命（岁）
1	以色列	82.5
2	韩　国	82.3
3	马耳他	81.7
4	斯洛文尼亚	80.8
5	塞浦路斯	80.5
6	捷　克	78.8
7	乌拉圭	77.0
8	斯洛伐克	76.7
9	中　国	76.1
10	巴哈马	76.1
11	匈牙利	75.9

表7–11　中等发达国家人均国民收入（2016）

序　号	国　　家	人均国民收入（美元）
1	以色列	35 440
2	韩　国	27 440
3	塞浦路斯	25 930

（续表）

序　号	国　　家	人均国民收入（美元）
4	斯洛文尼亚	22 610
5	巴哈马	21 310
6	捷　克	18 050
7	斯洛伐克	17 310
8	乌拉圭	15 720
9	匈牙利	12 990
10	中　国	7 820
11	马耳他	—

表7–12　中等发达国家新生儿死亡率

序　号	国　　家	新生儿死亡率（‰）
1	斯洛文尼亚	1.4
2	塞浦路斯	1.5
3	韩　国	1.6
4	捷　克	1.8
5	以色列	2.1
6	匈牙利	3.5
7	斯洛伐克	4.2
8	马耳他	4.4
9	乌拉圭	5.1
10	中　国	5.5
11	巴哈马	6.9

表7–13　中等发达国家安全饮用水普及率

序　号	国　　家	安全饮用水普及率(%)
1	塞浦路斯	100
2	捷　克	100
3	匈牙利	100
4	以色列	100
5	马耳他	100
6	斯洛伐克	100
7	斯洛文尼亚	100
8	乌拉圭	100
9	巴哈马	98
10	中　国	86
11	韩　国	—

表7–14　中等发达国家每万人口医师数(2006—2013)

序　号	国　　家	每万人口医师数(人)
1	乌拉圭	37.4
2	捷　克	36.2
3	马耳他	34.9
4	以色列	33.4
5	斯洛伐克	33.2
6	匈牙利	30.8
7	巴哈马	28.2
8	斯洛文尼亚	25.2
9	塞浦路斯	23.3

（续表）

序　号	国　　家	每万人口医师数（人）
10	韩　国	21.4
11	中　国	14.9

表7-15　中等发达国家卫生总费用占GDP比重（2012）

序　号	国　　家	卫生总费用占GDP比重（%）
1	乌拉圭	54.6
2	斯洛文尼亚	9.4
3	马耳他	8.7
4	斯洛伐克	8.1
5	匈牙利	8.0
6	韩　国	7.6
7	捷　克	7.5
8	以色列	7.4
9	巴哈马	7.3
10	塞浦路斯	7.3
11	中　国	5.4

表7-16　中等发达国家人均卫生费用（2012）

序　号	国　　家	人均卫生费用（美元）
1	以色列	2 395
2	斯洛文尼亚	2 069
3	塞浦路斯	1 936
4	马耳他	1 852

（续表）

序　号	国　　家	人均卫生费用(美元)
5	韩　国	1 724
6	巴哈马	1 618
7	捷　克	1 411
8	斯洛伐克	1 377
9	乌拉圭	1 265
10	匈牙利	999
11	中　国	322

表7–17　中等发达国家人均政府卫生支出(2012)

序　号	国　　家	人均政府卫生支出(美元)
1	斯洛文尼亚	1 479
2	以色列	1 432
3	马耳他	1 215
4	捷　克	1 186
5	斯洛伐克	960
6	韩　国	940
7	塞浦路斯	910
8	乌拉圭	816
9	巴哈马	730
10	匈牙利	625
11	中　国	180

与中等发达国家相比，中国健康指标的排名不容乐观。15项指标中，中国有9项排名靠后，且多项处于倒数第一。以色列、韩国、斯洛文尼亚等国家综合排名靠前，表现亮眼。以韩国为例，韩国经济发展水平位于前列，人均国民收入为27 440美元。卫生支出占国民生产总值的7.6%，人均卫生费用1 724美元。韩国医疗事业的推进是以医疗保险为轴心的。1963年12月，韩国首次提出“建立国家医疗保险行动计划”，并于1977年正式为大公司职员（500名雇员以上）建立了医疗保险。1988年和1989年分别为农村居民和城镇居民建立医疗保险，从而实现了人口的全覆盖。2000年，韩国将分散的各个医疗保险公司整合成“国家医疗保险公司”（National Health Insurance Corporation，简称NHIC），后更名为“国家医疗保险系统”（National Health Insurance System，简称NHIS）隶属于国家卫生与福利部，从此，建立起全国统一的医疗保险体系。韩国住院病人的补偿比例达到80%，患有重特大疾病患者的补偿比例达到90%—95%。有效保障了人民的健康。韩国人均预期寿命达到82.3岁，婴儿死亡率为1.6‰，均优于中等发达国家的平均水平。

目前，韩国已进入老龄化社会。为应对人口老龄化带来的挑战，韩国于2008年正式建立了长期照护保险制度。韩国长期照护保险资金来源主要有两个渠道，一是中央政府和地方政府的投入，约占资金总额的20%。二是从医疗保险中提取6.5%左右的比例列入长期保险资金。参保人员在享受长期照护服务的时候，需要承担15%—20%的共付比例。长期照护服务主要有两种类型，一是居家服务，包括工作人员定期上门访视、24小时护理等；二是专业服务机构提供的服务，包括社区服务机构和长期照护医院。长期照护保险制度的建立为韩国老年人的生活质量提供了有益保障，化解了人口老龄化带来的健康难题，值得中国借鉴学习。

三　智慧与效益并重——以色列健康发展之路[1]

以色列是世界医疗和数据科学最发达的地方之一，加上世界人均科研经费最高，使得以色列人均预期寿命在世界上排名第七。根据统计数据，以色列卫生总费用占GDP比重并不高，为7.4%，在11个中等收入国家中排名第八，但效果却很显著，走出了一条智慧与效益并重的健康发展之路。

（一）坚实的制度保障

以色列卫生部负责制定卫生政策、运作全国公共卫生服务并管理卫生保健预算。同时，政府还拥有和经营许多大型医院，并通过国内的4个疾病基金Clalit、Meuhedet、Maccabi、Leumit为国民提供医疗保险。1995年，以色列颁布了《国民健康保险法》，《国民健康保险法》规定国家必须为所有居民提供卫生保健服务，每位居民都须注册成为4家保险疾病基金的会员之一。患者可以向4家基金会申请疾病保险基金，无论年龄或健康与否，保险疾病基金都不得以任何理由拒绝公民的申请。法律还规定了包含住院在内的大多数标准化医疗服务。

（二）举世闻名的应急体系

以色列是战争高发区，突发事件较多，所以国家对应急体系投入很大，而且有长期实战经验。医院经常进行应急演练，医护人员和不同部门各司其职，能够做到迅速及时，忙而不乱。医院有不同标志的服装，应急机制启动时，病人还根据病情不同区别着装，一目了然，保证了危重病人优先救治和救护工作有序展开。

---

[1] 以色列将医疗水平发展到世界前列［N/OL］.搜狐健康，2017-12-01［2017-12-01］. http://www.sohu.com/a/207856721_139908.

（三）独辟蹊径的数字化医疗

以色列是一个负有盛名的数字健康国家，以色列拥有独一无二的信息、通讯、移动、网络技术能力，99%的以色列居民都有自己的卫生维护组织（HMO），还有自己的电子病历等信息。目前以色列有385家数字医疗领域的公司，其中有174家为个人健康服务的公司，占45%。该领域的公司为终端用户提供追踪、管理、治疗自身健康状况的软件工具。占比排名第二的为健康分析领域，有85家公司，帮助临床医生预测、预防、诊断及治疗患者的健康状况。

（四）医院、社区、家庭三位一体的服务链

为了给居民提供更便捷、高效的健康服务，以色列构建了医院、社区、家庭三位一体的优质服务链。在大型医院与社区之间搭建合作关系，制定协作服务清单，并根据患者病程发展有计划地将其转入医院和社区机构，通过相关参数监测，观察这样的合作模式和内容是否有效，并提出改进方案，不断提升合作模式和更新服务清单。

以健康中国的国家战略为指导，对健康中国指数进行分析研究，是一种有益的尝试，目的是让数据说话，以数据来衡量和表征健康中国的建设水平，并在与国际社会（G20成员国，中等收入国家）的横向比较中找到差距，并研究切实可行的提升路径与方法。当前的中国，正处于全面建成小康社会的决胜期。没有全民健康，就没有全面小康，实现全民健康是中国共产党和中国政府对广大人民群众的庄严承诺。中国要实现“到2020年，建立覆盖城乡居民的中国特色基本医疗卫生制度，主要健康指标居于中高收入国家前列”的战略目标，就必须以高度的责任感和紧迫感，借鉴他国的先进经验和做法，结合自身特点，推动中国卫生与健康事业全面发展。

第八章
新时代上海“健康之城”建设经验

健康是促进人的全面发展的必然要求，是上海基本建成“四个中心”和社会主义现代化国际大都市的重要标志之一，也是广大市民的共同愿望。上海市始终致力于打造健康之城，增进人民群众健康福祉。2015年，上海在全国率先取消GDP增长目标，将关注焦点转移到民生和社会和谐，这就使得上海的健康事业获得了强劲的助力。近年来，上海健康服务体系不断完善，城乡环境面貌明显改善，市民身体素质和健康水平持续提高，在健康中国综合指数排名中拔得头筹，预期寿命一直高居全国榜首，达到发达国家水平。

一　上海健康城市建设行动

上海按照统筹推进“五位一体”总体布局和协调推进“四个全面”战略布局要求，加快建设“四个中心”和社会主义现代化国际大都市、加快向具有全球影响力的科技创新中心进军。上海全面深化体制机制改革，把健康融入所有政策，加快转变健康领域发展方式，全方位、全周期维护和保障市民健康，不断提高市民健康水平和生命质量，显著改善健康公平，提升全体市民幸福感。这样的举措为上海基本建成“四个中心”和社会主义现代化国际大都市、加快向具有全球影响力的科技创新中心进军作出贡献。

（一）培育健康治理能力

推动国家治理体系和治理能力现代化已成为新时代中国特色社会主义强国建设的一项重要内容，上海在健康治理方面体现出了精细化、重效益的优势。精准科学的资源配置、持续提升的资源利用率使得上海在健康中国的推进过程中占据领先位置。目前，上海已初步建成健康治理体系。在治理主体建设上，在进一步发挥政府“元治理”职能基础上，充分发挥市场、社会、个人等多元主体治理优势；在治理机制上，打破以往健康管理中“中心—边缘”二元结构，通过正式以及非正式的制度安排，形成多元化治理主体之间的利益表达和协同机制，从而实现最大程度的健康资源整合。

1. 激活健康治理主体

上海在《“健康上海2030”规划纲要》中明确提出“凝聚企业、社会组织、社区的力量”，并且在《上海市全民健康生活方式行动方案（2017–2025年）》中多次提出构建“动员社会、全民参与的工作机制”。其中，上海尤为注重个体层面的健康治理主体的培育，提出如“我的健康我做主”等宣传标语，以“组员互助、同伴教育”为鲜明特色的居民健康自我管理小组在全上海有2万多个，遍地开花，参加居民达到42万人，村居委100%覆盖。[1]

上海为了将健康治理深入群众，借助上海社区服务优势，积极调动基层组织主体力量，上海是较早开展运动干预防治慢病的城市，在全民健身日活动中，体育和卫生部门整合资源、形成合力，建立了“体卫结合”工作新模式，并推出“社区主动健康计划”，将对糖尿病、高血压、颈椎病等慢性病患者通过综合防治的方法，接受科学健身指

[1] 孙刚.健康中国“上海实践”获高度赞誉[N/OL].东方网，2016–11–24[2016–11–24]. http://sh.eastday.com/m/20161124/u1ai10078902.html.

导，培养市民健康自我管理能力。

2. 完善健康治理机制

上海健康之城建设的战略主题是“共建共享、全民健康”，通过共建共享共治，不同健康治理主体各自发挥其在健康治理中的独特优势。不同健康治理主体间实现治理信息共享，分担政府原本的工作职责，为上海健康城市建设开展和深入提供了强大的系统保障。如市场主体具有独特的高效率因而可以参与构建商业医疗保险以及健康产业发展，同时上海注重健康治理主体间的协同，完善“政府领导、部门负责、动员社会、全民参与”的工作机制，充分发挥各级卫生与健康促进委员会办公室综合协调作用，确保健康治理的相关部门和各社会单位各司其职、紧密合作，共同推进上海全民健康生活方式行动工作。

（二）优化健康制度体系

健康制度建设从内容上划分较为丰富，其中医疗保障制度的完善和改革是上海制度体系建设的重点。目前上海健康制度建设已基本形成体系，以融入性健康制度体系建设以及制度环境建设为主，其中上海尤为注重健康制度环境建设，提出了多项制度环境建设保障措施。

1. 形成融入性健康制度

上海健康制度建设具有融入性特征。目前上海范围内指导性政策主要以《“健康上海2030”规划纲要》以及《上海市全民健康生活方式行动方案（2017—2025年）》为主，除此之外，配套有相应的具体领域制度规范，如《上海市传染病防治管理办法》、《上海市中医药健康服务发展规划（2016—2020年）》、《“十三五”上海市结核病防治规划》等。上海在《“健康上海2030”规划纲要》中提出“健康融入所有政策”，健康融入型政策是将健康概念或者健康理念贯穿和渗透到各项相关社会政策中，如2017年上海发布《关于推进上海美丽健康产业发展的若干意见》中，以健康产业推动为动力，将健康发展的理念融入产业发展政策中;《上海市全民健康生活方式行动方案（2017—2025年）》也提出“将健康政策融入所有政策，紧密结合国家卫生区、健康城区、慢性病综合防控示范区和健康促进区等建设工作”。由此可见，上海健康制度体系主要以融入性政策为主，配合以相应的具体制度政策安排。

2. 注重发展健康制度环境

上海倡导和强调健康建设过程中要“推进人人参与、人人享有”、“强化个人健康责任”。上海在健康经济制度环境建设上实行开放性政策态度，如在健康产业发展上提出健康产业成为城市支柱产业、推动商业医疗保险改革、鼓励健康保险的发展等。深化医药卫生体制改革，完善筹资机制，转变政府职能。

为了更好地推进健康中国建设，上海提出多项制度性保障措施：首先，推进健康科技创新，重点是完善医学科技创新制度，鼓励技术精英参与健康政策的研究和制定，打造医学科技创新平台，推进医学科技进步，到2030年，建成比较完善的医学科技创新体系，在世界医学科技前沿领域的话语权进一步增强。其次，深化健康信息化建设，重点是完善人口健康信息服务体系，推进智慧医疗、信息惠民和智慧管理，推进健康大数据应用，特别突出了健康医疗大数据应用体系建设问题。最后，加强健康法治建设和强化组织实施，主要是加强健康重点领域的立法和监督执法体系的能力建设，加强组织领导和国内外合作交流，做好宣传、监测和评估。

（三）提升健康服务体系

随着人民对于美好生活的向往、健康需求层次和需求结构不断转型、居民生产生活方式改变、疾病谱变化和老龄化进程加快，上海居民健康服务出现了新的需求。在推进“健康中国”建设中，健康服务体系构建也不断面临新的机遇和挑战。上海提出到2020年，城市公共政策充分体现健康理念，建立与上海经济社会发展水平相适应、与城市功能定位以市民健康为中心的整合型健康服务体系。上海健康服务体系建设主要可以分为两部分：健康服务资源供给结构优化和健康服务资源分配均等化。在健康服务资源供给结构上，上海融入市场、社会组织等主体力量，并不断激发市场活力；在健康服务资源分配上，更加注重结构性资源分配均等化。

1. 优化健康服务资源供给结构

上海更加注重培育市场主体健康服务供给能力，提出优化市场环境，完善相关基础设施，并在健康事业改革中不断激活市场主体，如从2017年1月1日起，上海市基本医疗保险参保人员可自愿使用医保卡个人账户的历年结余资金购买商业医疗保险专属产品等尝试表明上海健康服务资源正在走向多元化结构。上海转变健康服务策略，加强老年人、妇女、儿童、残疾人等健康服务，努力实现人均期望寿命、婴儿死亡率等指标保持发达国家水平，常见恶性肿瘤诊断时早期比例不低于40%等目标。

上海正在探索建立以家庭为单位的医疗保障机制，并建立与筹资水平相适应的基本医保待遇调整机制，进行医保支付方式改革，到2030年，将个人卫生支出占卫生总费用的比重控制在20%。《“健康上海2030”规划纲要》特别增加“健康预期寿命”和“常见恶性肿瘤诊断时早期比例”等体现健康水准的10个指标，围绕“不仅活得长，更要活得好”的目标，转变健康服务策略，进一步改善健康生活方式。

2. 促进健康服务资源分配均等化

资源服务资源供给构成了健康服务体系的先决条件，资源均等化是健康服务体系的核心要素。上海在健康服务资源分配上不仅注重结构协调性，根据市民的具体健康服务需求，在医疗、养老等健康高需求领域，推进流动人口计划生育基本公共服务均等化，提供针对性的健康服务供给，重点从公共卫生服务、健康管理服务、医疗服务和中医药服务四方面，优化上海健康服务。如针对目前上海居民商业医疗保险在整个医保占比非常小的问题，上海将支持、鼓励商业保险机构开发各类医疗、健康保险产品，研究制订医保个人账户资金自愿购买商业医疗保险办法，带动商业医保的市场扩容，促进保险企业开发更多新险种，满足市民的多样化保障需求，由此建立广覆盖、多层次、差异化的医疗保险体系。结合市民疾病负担和主要健康危险因素，适时调整完善公共卫生服务项目和内容，提升服务的公平性和可及性。上海不断扩大健康服务覆盖面，增加基本公共服务项目，不断提高健康服务标准，已基本建成较为完善的基本公共服务保障网。

二 上海健康城市建设特色

无论是基于回应健康发展的内生要义，还是契合国家治理能力现代化的诉求，“共建共享、全民健康”已经成为上海健康城市发展的战略主题。上海在健康城市建成过程中不断摸索，形成了一定特色的健康城市建设经验：第一，精准治理理念下“健康细胞”工作机制；第二，共建共享理念下全民健康环境建设参与机制；第三，改革创新理念下健康产业发展；第四，文明发展理念下健康文化培育；第五，多元化治理理念下健康保障体系建设。

（一）“健康细胞”工作机制

上海以建设健康社区、健康村镇、健康场所、健康家庭等“健康细胞”为抓手，实施“健康细胞”建设工程：建设健康城区和健康村镇，开展健康社区、健康单位、健康学校、健康家庭建设，推广社区健康讲堂、居民健康自我管理小组、社区健身活动。为此，上海推进美丽乡村建设，强化郊区新城、新市镇、集镇基础设施建设和公共设施配套。此外，上海还注重把健康理念融入社区等“健康细胞”的规划、建设、治理中，保障公共健康服务设施的用地，完善相关公共设施布局和标准，优化城乡生态绿化布局，完善各类无障碍设施建设，不断提升城市品质和宜居水平。

健康社区建设是上海“健康细胞”工作机制中较为突出的建设主体，上海社区健康服务起步较早，1996年开始上海就开始探索开展下基层、标准化建设等社区工作，并且不断经过深化和推进，上海社区健康服务工作体系已经相对成熟。比如2012年起，上海市推广慢病运动干预的“1+1+2”的社区工作团队（即1名社区医生+1名自我管理小组组长+2名社会体育指导员）工作模式，每年有超5 000名糖尿病、高血压、颈椎病等慢性病患者通过综合防治的方法，接受科学健身指导，定期参加体育锻炼，以运动的方式缓解病症、促进自身健康管理。

具有代表性的健康社区服务是上海浦东联洋新社区健康服务中心，根据居民需求开发联洋健康管家服务，围绕着健康生活，健康饮食和健康居家三个方面开展业务：健康生活主要包括健康档案服务（建立档案、主动回访、上门监测）、助医服务（就医咨询、预约挂号、就诊陪同）、保健服务（小儿推拿、成人推拿保健服务、上门康复护理服务，个性化体检安排）；健康饮食方面将为客户提供优质的、健康的食品，供大家选择；健康居家服务包括空调清洗服务、饮水机清洗服务、油烟机清洗服务、居家空气质量监测及治理服务，尤其装修后。联洋健康服务中心希望通过优质的服务为社区居民提供便捷而又安全的健康服务，为健康社区的建设而努力。除此之外，还有为老服务中具有代表性的“乐巢—健康居家养老服务”等项目都展现出了上海社区健康治理的全面化和深入性，提供了健康中国建设“健康细胞”工作机制的样本。

（二）全民健康环境

上海以满足人民群众健康需求和解决主要健康问题为导向，形成“政府主导、部门协作、动员社会、全民参与”的健康工作机制。上海市全民健康生活方式行动方案（2017—2025年）主要指标中将“市民健康素养水平”作为首要指标，可以发现上海将全民健康环境摆在健康之城建设的核心地位。

1. 健康自我管理引导

上海尤其注重健康自我管理，并将“参加健康自我管理小组人数”作为健康行为治理的指标之一，并提出到2020年上海实现70%的居民参加不同类型的健康自我管理小组的目标。上海每年围绕一个健康宣传主题，利用全民健康生活方式日、活动周以及各类健康主题日、周，开展形式多样的宣传活动，广泛宣传健康科普知识。倡导“每个人是自己健康第一责任人”的理念，鼓励个人、家庭使用控盐勺、控油壶、腰围尺、合理膳食冰箱贴等市政府赠送的健康支持工具，促使市民主动减盐减油减糖，合理膳食。引导市民积极参加各类简便易行的健身活动，发挥中医治未病优势，大力推广传统养生健身法。开展戒烟限酒教育，并修订公共场所控烟条例，促使市民群众主动寻求戒烟咨询和服务，减少酒精滥用行为。培养自尊、自信、自强、自立的心理品质，提升自我情绪调适能力，保持良好心态。深化居民健康自我管理工作，加大健康自我管理小组建设力度，加强科学、分类指导，将健康自我管理模式渗透到更多的社区组织和团队，覆盖更多人群，增强居民维护自身健康的能力。

2. 支持性健康环境建设

上海将推进全民健康生活方式行动作为健康上海建设的重要内容，强化政府在实施行动方案中的主导作用，将健康融入所有政策，紧密结合国家卫生区、健康城区、慢性病综合防控示范区和健康促进区等建设工作，依托国家基本公共卫生服务均等化项目、全民健身活动、全民健康素养促进行动、健康中国行活动等平台，努力营造全方位的健康支持性环境。

——卫生计生部门宣传健康生活方式核心信息，推广健康支持性工具，建设无烟环境，培育健康生活方式指导员队伍，开展健康生活方式指导员"五进"活动（进家庭、进社区、进单位、进学校、进医院）。

——体育部门进一步健全市民体育健身组织和体育健身设施，丰富市民身边的体育健身活动，支持市民身边的体育赛事，提供市民身边的健身指导，弘扬健康文化。推进"体医结合"健康服务模式，通过体育、卫生交叉培训，推进居民体质监测与医疗体检有机结合，推进体育健身设施与医疗康复设施有机结合，促进全民健身和全民健康深度融合。

——教育部门在各级学校和幼托机构，围绕健康饮食、控糖、健康体重、合理运动、口腔保健、眼保健以及常见病预防等重点，加强对青少年和儿童的健康宣教及管理。在此基础上发挥新媒体传播优势，通过组织"市民修身行动"等活动，推广健康生活方式，培育良好社会风尚，以文化人、以德润心，积极创造有益于市民身心健康的环境。

（三）多层次、多元化健康产业

健康产业是指在消费升级和信息技术条件下，为了满足人民日益增长的健康需求，生产和提供健康相关产品和服务的各类社会经济形态的总和，是国民经济和社会发展到一定阶段的产物，是人均GDP迈向10 000美元时代的产业新趋势。上海健康产业基础相对雄厚，药物生产、医疗设备、养老设施、健康产品等健康相关产业基础良好。近年来上海在新型生物医药产业、检验检疫试剂开发、高端医疗设备上也不断突破，医疗健康产业已经成为上海的支柱产业。从产业形态上来说，上海目前更为迫切的是需要健康产业转型，多层次、多元化的健康产业将是上海今后发展重点。

1. 多层次健康产业

在健康产业上，上海在科创中心建设引领下，不仅聚焦于产业中端发展，更关注高端、新兴健康技术的发展，以科技带动产业发展，重点是促进健康产业高端化、国际化、集聚化发展，鼓励发展健康服务业新业态。上海打造国际化、世界级的健康产业集聚区：国际化，在立足国内资源和国内市场的同时，还要拓展国际资源和国际市场，大力引进跨国企业和海外人才，提升园区相关企业的国际竞争力；世界级，积极引进和集聚国内外健康产品服务和制造大企业的总部，打造成为规模庞大、具有世界影响力的健康产业集聚区。对上海来说，打造健康产业集聚区重点是发展生物医药产业，重点是加快医药科技创新，提升产业发展水平，建成国际知名的高端生物医药产品制造中心和辐射亚太地区的医药商业流通中心。目前上海的健康产业在全国已经先行一步，形成了规模和特色，其中上海国际医学园区就是一个比较成功的案例。把上海健康产业集聚区建成亚太地区生物医药产业高端产品研发中心、制造中心、服务中心、商业中心将成为上海健康产业今后的发展方向。

2. 多元化健康产业

上海目前健康产业呈现多元化的趋势，应从加快健康服务业发展、积极发展健身休闲运动产业以及促进生物医药产业发展等方面，谋划上海健康产业发展，如上海率先进入老龄化，催生了老年健康保健、康复护理、居家养老、社区养老、养老地产、养生地产、中医养生等健康服务行业的迅速崛起，且市场规模正在快速扩大。根据产业链的相关特征，上海多元化健康产业的基本分类如下：一是以医疗服务业、养老服务业、保健服务业、健康保险业、药品医疗器械商贸服务业等为主体的健康服务业。二是以生物医药制造业、医疗器械制造业、保健食品制造业为主体的健康制造业。三是旅游业、住宿业、餐饮业、养殖业以及购物为主体的健康关联产业。它不仅与医疗服务业、养老服务业、健身养生服务业，还与医疗器械制造业、生物医药制造业、保健食品制造业产生关联。即既关涉服务业也关涉制造业，产业融合特征显著，产生了很多跨行业的新业态、新模式。

（四）健康生活文化

恩格斯认为“文明是实践的事情，是一种社会品质”，社会作为整体有机构成，需要把文明放在社会发展的层面来思考。随着城市的不断发展，多样异质文明的空间化聚集，文明融合性是城市社会的重要特征，是城市创新、发展的重要机制和动力。城市文明成为现代文明程度的重要指标和动力因素。在文明发展理念指导下，上海在健康之城建设过程中，将健康文化作为重要的推动力，是上海健康之城建设亮点，城市发展建设健康文化，也是普及健康生活最经济、最有效的手段。建设健康文化重点是普及健康文化理念、完善文化建设机制、弘扬以人民健康为中心的医院文化，在全社会形成良好的健康文化。

1. 创新健康生活文化宣传

在“互联网+”时代，网络代表一种新的社会形态，上海充分发挥互联网在社会资源配置中的优化和集成作用，将互联网的创新深度融合于健康文明建设之中，提升全社会的健康创新力和生产力。

首先，上海充分运用传统宣传媒介，联合《解放日报》、《文汇报》、《新民晚报》、上海广播电视台、东方网、上海发布等媒体，提供权威的健康信息，提升全民健康素养，引领市民形成健康生活方式。在公益广告中为健康信息提供一定时段、版面，开展健康教育。

其次，充分发挥新媒体的传播优势。建立市卫生计生系统健康类新媒体矩阵，搭建新媒体健康传播资源共享平台，打造上海市健康科普文化基地，提供原创、专业和通俗易懂的健康信息。推选“十大健康公众号”是上海健康文化培育的典型案例，各类健康微信公众号已成为市民获取健康科普知识和医院便民服务的主渠道。

《2017年上海市健康微信公众号年度分析报告》，对2017年上海市健康各微信公众号的账号排行、主要内容及典型案例等总体情况进行系统研究，旨在充分发挥新媒体的传播优势，加强上海卫生计生行业新媒体阵地建设，搭建新媒体健康传播资源的共享平台。最后，拓宽宣传主体。充分发挥工会、共青团、妇联等群众团体的桥梁纽带作用和宣传动员优势，依托各类传统媒体、新媒体以及宣传教育基地等载体，创新宣传形式和方法。

2. 完善健康文化共建机制

在“健康中国”、“健康上海”的战略背景下，上海为了满足不同人群对健康信息的多元化需求，铸造更多健康的“上海品牌”，同时联动全行业、全社会资源，不断放大“集聚效应”，形成健康文化机制的“上海模式”。上海强化政府在健康文化建设中的主体地位，将健康文化建设融入城市文化建设体系，落实把健康融入所有政策的理念；培育企业社会责任感，牢固树立绿色安全发展理念，发挥企业在建设健康环境中的关键作用；提高企业保护员工健康权益的意识，加强员工健康教育和健康管理，普及常规体检，落实职业健康检查、女职工“两病”筛查、带薪年休假制度，保障员工休息权；支持社会力量参与健康文化建设，完善健康文化共建机制，统筹社会和行业两大资源，打造权威、主流的健康教育平台。

（五）市场主导的健康保障体系

健康保障是处置健康风险的重要手段，也是民众幸福指数构成的核心内容。当前，与追求健康目标直接相关的健康保障体系建设正在成为众多国家重要政策目标之一。健康的实现主要依赖政府安排，还是得益于市场、社会主体，或者是将政府安排与多元主体相结合，不同的选择可能形成不同的实现路径。中国健康保障制度，经过了重政府—重市场—政府主导下的适度的市场化发展的三个阶段，这种改革调整也说明试图用某种单一手段或方式建立真正统一、和谐、有效的中国健康保险制度的任务相当艰巨。

当前，健康市场化发展受到明显压制，从而使中国健康保障体系在公平性、持续性以及风险分担等方面存在不足。上海为了进一步深化健康保障制度建设，拓宽健康服务需求与供给之间的问题解决机制，在健康保障体系中，采取政府与市场的有效结合的形式，注重激活市场主体在健康保障体系中的功能性发挥。上海坚持以市场主导、政策引导原则，鼓励商业保险机构开发各类医疗、护理、疾病和失能收入损失的保险产品。落实税收等优惠政策，完善医保个人账户资金自愿购买商业健康保险政策，鼓励企业、个人参加个人税优型商业健康保险。加强商业健康保险与基本医疗保险、城乡居民大病保险、医疗救助等的制度衔接。支持商业健康保险公司开展健康管理服务，探索管理式医疗，促进商业健康保险从理赔型保险向管理型保险发展。

上海健康保障体系建设重点是完善医疗保障制度，发展商业健康保险，完善药品供应保障体系。其中，完善医疗保障，重点是健全基本医保体系、优化医保管理服务，深化医保支付方式改革。对上海来说，基本医疗保障体系已经比较健全，重点是突出加强医保管理服务。发展商业保险，重点是坚持市场主导、政府引导，鼓励商业保险机构开发各类医疗、健康保险产品，加强基本医疗保险、城乡居民大病保险、医疗救助等与商业健康保险之间的制度衔接，推进国际医疗保险结算，促进医疗机构与国际接轨，使商业健康保险赔付支出占卫生总费用比重不断提高。

三　上海健康城市建设未来展望

上海人均预期寿命、孕产妇死亡率、新生儿死亡率等三大健康指标已达到发达国家水平，但对比《“健康中国2030”规划纲要》要求，也有一些健康指标还存在差距。上海提出到2030年，上海经济持续稳定增长将为维护市民健康奠定坚实的物质基础，医药科技和信息技术发展将为提高健康服务水平提供有力的技术支撑，人民群众日益增长的健康服务需求将为健康领域发展提供广阔空间，全面深化体制机制改革将为健康融入所有政策提供良好的制度保障。目前上海健康城市建设的困境在于健康建设系统已初步建成，但系统运行保障措施仍有待完善，因而从上海健康之城建设长久发展来看，仍须作出如下制度安排：

（一）均衡健康服务需求与供给

加快发展健康服务业这一战略性产业，是推进供给侧结构性改革的重要内容，事关全体人民切身福祉。随着居民生活水平提高和老龄人口规模持续扩大，这方面需求巨大且十分迫切。上海一方面扩大健康服务供给力度，满足人民对于健康服务的需求；另一方面实现多样化、多层次的供给机构优化，促进健康服务真正能够贴近人民需求。

1. 扩大健康服务供给力度

公共服务供给不足导致供过分小于求是目前我国公共服务供给中普遍出现的问题，完善公共服务供给体系，增加和扩大公共服务供给力度是推进健康中国建设的必经之路。上海充分考虑和利用市场和社会资本进行公共服务建设，完善公共服务供给拓宽市场进入渠道，根据不同公共服务项目、内容上特点，以公共服务需求为导向，支持和鼓励组织和个人参与公共服务供给，形成政府主导、市场支持、社会参与的公共服务供给模式，为上海公共服务短板问题提供切实可行的来源渠道，有效解决公共服务供给不足问题。同时上海进一步深化简政放权、放管结合、优化服务改革，出台社会办医疗机构、养老机构设置的跨部门全流程综合审批办法，破除制约发展的各种障碍。加快推动二级及以下医疗机构设置审批与执业登记两证合一。对养老机构内设诊所实行备案制，同时建立综合监管制度，加强事中事后监管。对新型健康服务、跨界融合服务等机构实行包容、审慎、有效监管，营造公平公正的发展环境。

2. 优化健康服务供给结构

上海充分考虑和采用PPP模式[1]在有效解决政府财政问题和基础设施建设中的作用，发挥社会资本对于公共服务的效率优势，实现公共服务多样化供给。在具体推进过程中协调和把握好政府、市场、社会主体之间的互动关系，继续实施国家基本和重大公共卫生服务项目，结合市民疾病负担和主要健康危险因素，适时调整完善公共卫生服务项目和内容，提升服务的公平性和可及性。开发和推广公共卫生适宜技术，建立基本公共卫生服务项目经费标准动态调整机制，管理和鼓励社会进入公共服务供给领域，采取相应地治理措施和监督机制。

（二）培育健康文明社会认同度

健康文明社会认同度培育需要从两个层面着手：首先，政府、市场、社会等作为治理主体对于上海健康之城建设的价值认同构建；其次，面向普通市民的健康文明宣传，促使健康生活、健康行为渗透到生活方方面面，从而减少健康之城建设的政策阻力。

1. 健康治理主体价值认同

健康治理得以开展的基石之一就是就某个问题达成共识，不同

[1] PPP模式（Public-Private-Partnership）模式，一种融资和项目管理模式。——编者注

的认识、不同的价值理念会直接导致不同的行动。健康城市需要全社会的理解和支持，比如修订公共场所控烟条例，对于第一稿争议很大，尤其是面临来自生产企业的阻力。所以开展健康治理的首要路径就是塑造价值理念，唤起各个利益相关方参与其中。在健康治理各相关方中，政府要乐意接受多元治理的理念，积极转换自身角色，从权威的家长变成平等参与的一方。实现这一点，要靠政府的主动作为，也要靠学界和社会各方面的不断呼吁。对于医疗卫生机构等各专业机构，既有传递健康、促进健康的崇高使命，同时也面临经济利益的获取，在价值理念和行动上要进一步突出公益性。对于各类营利性的公司而言，要吸引它们发展健康产业，树立合法营业观念，将经济效益和社会效益有机融合。对于各类自发性的群众团体和个人而言，就是进一步认清自身在健康治理中的重要作用，进一步提高专业水平，获得更多话语权。

2. 健康文明宣传

加强健康上海建设的正面宣传、舆论监督、科学引导、典型报道，提高全社会对健康上海建设的认识，营造良好的社会氛围。通过广泛开展群众健康活动，提高市民参与健康积极性和主动性，让健康融入市民生活，针对重点场所、重点人群精准开展各种健康促进和教育活动，提高市民科学健康素养。拓宽宣传渠道和途径，积极传播居民关注的专业准确、通俗易懂的健康生活方式核心信息，努力营造促进健康生活方式的舆论环境。

（三）激活与完善市场参与机制

市场参与上海健康之城建设是健康事业发展的现实诉求。从形态上来说，市场主要以两种形态参与健康中国建设，分别是健康资金与健康服务。就健康资金上来说，健康事业建设资金来源主要是国家财政，随着上海健康水平的提高以及健康项目的需求扩充，市场资本参与健康上海建设已经成为必然趋势，PPP模式的运用与发展成为健康上海融资的渠道之一。

1. 开放市场参与健康建设门槛

市场参与社会建设相关领域是以新公共管理理论为指导，其实质是将健康建设分解为调控和实践两个层面，市场主要是以提供健康服务、承接健康建设项目的具体操作者在实践层面被引入。但在实践中社会及政府对于市场主体具有“微妙”的心态：一方面，现实公共服务等诉求使得上海健康之城建设需要市场主体力量；另一方面，基于对市场主体逐利本质的不信任，在市场参与建设过程中对市场主体设置相应的门槛，以减少或者限制市场主体行为。理论上来说，市场主体确实需要相应的制度约束其行为，“自利基因”会导致市场主体在健康服务领域上出现高服务价格、规避公益性等行为，但我国目前对于市场主体所设置的是“门槛”，也就是减少市场主体参与健康供给项目，适当地部分开放给市场。

以我国养老机构设置为例，目前市场主体参与养老机构建设积极性很高，但由于相关审批条件限制，如《养老机构设立许可办法》中明确规定“床位数在10张以上”，这对于微小型和嵌入式养老机构的设立就形成门槛，其次由于政府办和市场办养老机构享有不对等的政策优惠，因而以工商企业性质注册的养老机构不足1%。[1]市场主体具有良好的资金和健康服务供给优势，上海应继续鼓励社会组织和企业投资健康领域，运用财税杠杆来激励企业加大健康单位创建投入力度，形成多元化筹资格局。

2. 完善市场参与机制

市场参与健康建设主要分为两方面，分别是健康产业发展以及健康服务参与：健康产业发展主导力量是市场，遵循市场经济运行

---

[1] 中国公益养老研究院养老研究中心.全国养老服务业走势月度分析（2013年8月）[R/OL].（2013-09-27）[2013-09-27].http://www.bnu1.org/provide/analysis/1847.html.

规则，上海应继续采取相应的制度措施来激活市场对于健康产业的热情；健康服务参与供给就涉及部分公共服务产品供给，完全市场导向显然不合适，因而需要政府形成良好的参与治理机制，来规范和避免市场过分利益导向。市场参与公共服务供给责任引导机制构建主要从两方面入手：首先，价值引导监督。与正式政治制度的权力结构与产权结构的监督机制不同，价值引导监督更加强调对于市场主体的自控性，实现健康服务中公益性价值导向"软着陆"。其次，价值宣传。与价值监督机制不同，企业社会责任宣传和引导主要以辅助配合功能出现，与企业社会责任（CSR，Corporate-Social-Responsibility）、企业伦理监督员等形成互补效应，以德治作为主要切入点，规范市场主体行为自觉。

（四）构建长效性主体联动机制

上海健康之城建设并非朝夕可完成，需要长期的政策定力，因而长效性联动机制必不可少，包括信息共享平台建设、监督问责机制等，创新健康领域的国内外合作机制，加强长三角区域联动。坚持"政府主导、部门协作、动员社会、全民参与"的工作机制，统筹协调，综合各方力量，依托各个工作平台，共同制定因地制宜的行动实施方案，做好科学指导、组织实施、舆论宣传、信息上报和评估工作。

1. 信息化联动平台建设

通过健康城区建设、健康促进县（区）建设、慢性病综合防控示范区等平台，将全民健康生活方式行动纳入政府目标考核内容，细化考核目标，明确工作责任，每年组织对全民健康生活方式行动开展情况进行年度评估。注重总结推广典型经验，表彰在全民健康生活方式行动中作出突出贡献的集体和个人。做好工作信息上报工作，全民健康生活方式行动网站提供工作信息上报和技术资料下载。

2. 长效性联动机制建设

树立维护健康是政府各部门共同责任的理念，建立高规格、多部门协调机制，加强各部门沟通协作，形成促进健康的工作合力。全面建立健康影响评估机制，系统评估各项经济社会发展规划和政策、重大工程项目对健康的影响，健全监督、问责机制。畅通公众参与渠道，加强社会监督。建立健康上海建设领导小组，统筹协调推进健康上海建设全局性工作，并将主要健康指标纳入各级党委和政府考核指标，建立相应的考核机制和问责制度。围绕健康上海建设的战略目标、任务举措，分阶段、分步骤有序推进。制定切实可行、操作性强的配套政策。注重发挥工会、共青团、妇联等群团组织以及其他社会组织的作用，充分发挥民主党派、工商联、无党派人士的作用，凝聚全社会共识和力量。

第九章
新时代“健康之都”——健康北京建设经验

为了将北京建设成“健康之都”，北京牢固树立和贯彻落实新发展理念，深入学习贯彻习近平总书记两次视察北京重要讲话和对北京工作的一系列重要指示精神，牢牢把握首都城市战略定位，坚持正确的卫生与健康工作方针，以提高人民健康水平为核心，以体制机制改革创新为动力，以普及健康生活、优化健康服务、完善健康保障、建设健康环境、发展健康产业为重点，把健康融入所有政策，全人群、全方位、全生命周期维护和保障人民健康。

一　北京打造“健康之都”的提升行动

（一）全民素养提升活动

1. 完善全民健康教育体系

广泛宣传“人人是自己健康第一责任人”的理念，强化健康自我管理意识。将促进居民健康素养提升纳入国民经济和社会发展中长期规划。落实全民健康素养促进行动规划。建立市、区两级健康教育专业机构，完善健康教育网络，加强规范化管理。建立以北京市健康展示馆为核心的现代化健康教育基地。建立健康教育专家库。建立健全健康知识和技能信息发布制度。针对影响群众健康的主要因素和问题，建立居民健康素养基本知识和技能传播资源库，构建数字化健康传播平台，提高健康教育的针对性、精准性和实效性。鼓励和引导媒体办好健康类栏目，加大公益宣传力度，引导公众科学理性应对健康风险。在幼儿园、学校、医院、机关和企事业单位建设健康促进场所，推广健康主题公园。深入推进全国健康促进区、国家慢性病综合防控示范区建设。

2. 加强青少年和儿童健康教育

将健康教育纳入国民教育体系，作为所有教育阶段素质教育的重要内容。以中小学为重点，建立学校健康教育推进机制。将健康教育纳入教师职前教育和在职培训内容，培养专（兼）职健康教育师资队伍。以健康生活方式和习惯养成教育为核心，开发适合不同年龄阶段儿童、青少年特点的健康教育读本，丰富学校健康教育内容。加强学校健康教育组织管理，强化中小学卫生保健机构职能，理顺学校卫生专业人员职称晋升渠道，加强学校卫生专业人员队伍建设，满足学校卫生防病工作基本需求。建立中小学生健康管理家校合作模式，将学校健康教育延伸至家庭，加强对青少年近视、肥胖、吸烟、心理等健康问题的研究与干预。重视儿童早期发展，研究适合幼儿特点的健康教育内容和教育方法，探索加强幼儿园健康教育工作的有效模式。

3. 普及健康生活方式

实施国民营养计划，全面普及膳食营养知识。深化“三减三健”（减油、减盐、减糖，健康体重、健康骨骼、健康口腔）行动，引导群众建立合理膳食、适量运动、戒烟限酒和心理平衡的健康生活方式。建立健全居民营养监测制度，对重点区域、重点人群实施营养干预。加强重点人群性健康教育，开展全社会毒品危害教育。加强对各类健康志愿者的培训并充分发挥其作用，强化对家庭和高危个体健康生活方式的指导及干预。到2020年，居民健康素养水平超过40%，人均每日食盐、食用油摄入量控制在8.5克和33克以内。居民健康素养水平超过45%，人均每日食盐、食用油摄入量持续下降。

（二）全民健身普及活动

1. 完善全民健身基础设施

通过政府鼓励、社会参与和市场调节，鼓励和支持利用旧厂房、仓库、老旧商业设施等闲置资源，以及非首都功能疏解腾退空间，改造建设全民健身场地设施。合理利用城市公园、郊野公园、户外广场、公共绿地等空间资源，建设体育健身活动场所。公共体育设施应当对学生、老年人、残疾人等免费开放或给予优惠。鼓励具备条件的学校、机关、企事业单位体育设施向社会开放。

2. 发展体育健身社会组织

支持各级体育行业协会发挥枢纽型社会组织作用，促进带动各行各业开展全民健身活动。重点培育发展在基层开展体育健身活动的城乡社区服务类社会组织，完善内部治理结构，提升服务管理能力。发挥市体育志愿者联合会及各级志愿服务组织优势，发展形成以社会体育指导员为主体，优秀运动员、教练员、体育教科研人员、专业社工等积极参与的全民健身志愿服务长效机制。公益社会体育指导员达到8万人，职业社会体育指导员达到2.5万人。

3. 广泛开展全民健身活动

落实《北京市全民健身条例》，深入开展全民健身实施计划。大力支持发展健身跑、健步走、游泳、自行车骑行、球类、冰雪运动等群众喜闻乐见的运动项目；积极培育击剑、赛车、马术、极限等具有休闲消费引领特征的运动项目；扶持推广武术、围棋、象棋、龙舟、风筝等传统体育项目；着力开展足球、篮球、排球、乒乓球、羽毛球等项目的群众性赛事。

贯彻实施青少年体育活动促进计划和义务教育阶段学生课外活动计划，保障中小学生每天在校体育活动时间不少于1小时，每人熟练掌握一项以上体育运动技能。制定中小学生体育课监测与评价地方标准，培养青少年体育兴趣爱好和终身体育锻炼的习惯。学校体育场地设施与器材配置达标率达到100%，青少年学生每周参与体育活动超过中等强度3次、国家学生体质健康标准优秀率达到25%。实行工间健身制度，鼓励和支持新建工作场所建设适当的健身活动场地。推动残疾人康复体育和健身体育发展。

4. 积极普及群众冰雪运动

以举办2022年冬奥会和冬残奥会为契机，大力开展各类冰雪活动，扶持推广冰壶、花样滑冰、速度滑冰、高山滑雪等运动项目，积极培育"一区一品"冰雪活动，开展丰富多彩的冰雪嘉年华和群众冰雪健身活动。优化完善群众冰雪健身设施，满足群众冰雪健身需求。建立健全市、区两级冰雪运动协会等体育社团，引导冰雪体育组织品牌化建设。

5. 加强体医融合和非医疗健康干预

发布体育健身活动指南，建立完善针对不同人群、不同环境、不同身体状况的运动处方库，发挥全民健身在慢性病防治以及健康促进等方面的积极作用，推动形成体医结合的疾病管理与健康服务模式。加强全民健身科技创新平台和科学健身指导服务站点建设。开展达标测验和体质测定工作，完善体质健康监测体系；开发应用国民体质健康监测大数据，开展运动风险评估。市民体质达标率超过97%，市民体质明显改善。

（三）心理健康促进活动

1. 开展心理健康促进

加大科普宣传力度，引导公众关注心理健康，强化公众心理健康促进和精神障碍预防意识，预防精神障碍发生。加强精神障碍发生状况、发展趋势监测，健全社会心理疏导和危机干预机制，提高突发事件心理危机干预能力，及时进行心理援助。搭建心理健康促进服务平台，提供公众心理健康公益服务。借助心理援助热线，拓展公众心理健康服务内涵和服务范围，提高心理健康服务的及时性和普及性，普通人群心理健康知识知晓率达到75%。

2. 加强常见精神障碍防治

加强对抑郁症、焦虑症、儿童孤独症等常见精神障碍和心理行为问题的早期发现、早期诊断和早期治疗，加大重点人群心理行为问题干预力度。加强对综合医院非精神科医生的精神卫生知识培训。注重发挥基层卫生人员、心理专家、志愿者作用，及时开展常见心理行为问题干预服务，以使常见精神障碍防治和心理行为问题识别干预水平得到显著提高。

3. 完善严重精神障碍患者管理机制

以精神疾病预防控制机构为主体、医疗机构为骨干、社区为基础、家庭为依托，健全严重精神障碍患者预防控制体系。完善重性精神病患者门诊免费服用药物品种目录。全面推进精神障碍社区康复服务，提高服务可及性。加强严重精神障碍患者报告登记、康复服务和救治救助管理，完善鼓励严重精神障碍患者监护人认真履行监护责任的看护补助制度，维护精神障碍患者合法权益。建立社区、社会组织和社会工作者联动机制，鼓励专业社会工作者参与精神卫生服务，帮助严重精神障碍患者得到更为全面的服务，促进其心理社会功能恢复，减少危险行为发生。85%以上的二级以上医疗机构开设临床心理相关科室，严重精神障碍患者接受社区康复服务率高于70%，精神分裂症治疗率高于85%。

（四）无烟环境推进活动

1. 完善社会共治的控烟体系

深入贯彻《北京市控制吸烟条例》，进一步强化“政府管理、单位负责、个人守法、社会监督"的无烟北京建设体系。落实属地管理责任，保障控制吸烟工作的财政投入，推进控制吸烟工作体系建设。加大控烟法规执行力度，强化重点场所控烟监督执法。广泛动员社会力量参与控烟，注重发挥控烟专家委员会作用。完善烟草流行及烟草控制的监测及评估体系，对控烟工作实施系统监测和科学评估，监测结果及时向社会公布。

2. 营造清洁无烟的社会氛围

以开展"世界无烟日"、"世界卫生日"活动为契机，加大宣传力度，营造无烟北京建设氛围，进一步提高全社会对烟草危害的认识和公民守法意识。拓展宣传渠道，创新宣传方法，重点对未成年人、烟草经营者、流动人口进行宣传教育。研究制定公共场所室外吸烟区设置规范，对吸烟行为进行合理引导。加强无烟校园建设。

3. 开展形式多样的戒烟服务

加强专业戒烟门诊规范化建设，实施戒烟门诊分级管理，为不同戒烟需求者提供咨询、行为干预和药物治疗等服务。充分利用戒烟咨询热线向吸烟人群提供规范的戒烟咨询服务，帮助吸烟者主动戒烟。在全市医疗机构普通门诊和社区卫生服务机构提供简短戒烟干预服务，推广戒烟提示系统。构建专业戒烟门诊、戒烟热线、临床简短戒烟干预三位一体、具有北京特色的戒烟服务体系，成人吸烟率低于17%。

（五）重大疾病防控行动

1. 实施慢性病综合防控

强化对高血压、糖尿病等常见慢性病的早期发现和健康管理，基本实现高血压、糖尿病患者管理干预全覆盖，推动癌症、冠心病等慢性病的机会性筛查，为患者提供预防、筛查、干预、治疗、护理、康复全程防治管理服务。完善慢性病信息管理系统，提高慢性病危险因素监测质量。到2020年，市级慢性病防治示范区覆盖率达到100%，社区高血压和糖尿病患者规范化诊疗管理率达到80%，总体癌症5年生存率提高10%，重大慢性病（心脑血管疾病、癌症、慢性呼吸系统疾病和糖尿病）过早死亡率控制在10.5%左右。到2030年，慢性病危险因素水平得到有效控制，社区高血压和糖尿病患者规范化诊疗管理率达到85%，总体癌症5年生存率提高15%，重大慢性病过早死亡率低于9.9%。

2. 加强重大传染病防治

完善传染病监测预警机制，进一步扩大免疫规划疫苗种类和覆盖人群，建立有效免疫屏障。加强艾滋病的检测、抗病毒治疗和随访管理，全面落实临床用血核酸检测，预防艾滋病母婴传播。建立和完善结核病防治综合服务模式，加强耐多药肺结核筛查和监测，规范肺结核诊疗管理。健全口岸公共卫生服务体系，防止传染性疾病传入和传出。加强突发急性传染病防治和应急处置，加强鼠疫、霍乱、肺炭疽等甲类和甲类管理传染病防控，有效应对人感染高致病性禽流感等突发急性传染病，积极防范埃博拉出血热、寨卡病毒等新发传染病疫情。本市免疫规划达到发达国家水平，重大传染病稳定在低流行状态。

3. 强化重大动物源性传染病的源头治理

鼓励并规范开展禽畜疫苗接种，提升养殖、屠宰等环节生物安全控制水平，有效降低人畜共患传染病传播风险。持续加强疾病监测，分析人畜共患传染病对人体健康的风险，开展针对性课题研究。加大公共场所卫生监督力度，广泛开展健康风险宣传提示活动，提高群众对动物源性传染病的认知程度。

二　北京建设“健康之都”的优势

（一）完善体制机制

全面深化医药卫生体制改革，及时研究解决改革中遇到的重大问题，整合资源，统一推进医疗、医保、医药联动改革。建立将健康融入所有政策的实现机制，各级政府及相关部门在制定公共政策、管理公共事务过程中要始终关注健康影响、追求健康目标，加大健康事业投入力度，坚持健康优先发展。鼓励各区因地制宜，大胆探索，锐意创新。完善街道（乡镇）、社区（村）公共卫生工作机制和基层协管员制度，充分发挥卫生计生专干作用，管理和协调卫生与健康事务。

（二）健全法规标准和监管评估体系

健全健康相关法规体系，推动中医药、环保、交通、体育等重点领域地方立法工作。健全健康北京标准体系，促进健康管理标准化。强化政府在医疗卫生、食品、药品、环境、体育等与健康相关的领域的监管职责，建立政府监管、行业自律和社会监督相结合的监督管理体制。加强健康领域监督执法体系和能力建设。加强环境对人体健康影响的研究，建立环境监测与健康风险评估有效衔接机制，逐步完善环境健康风险评估体系。

（三）注重人才培养

建立人才培养协调机制，健全院校教育、毕业后教育和继续教育有机衔接的医学人才培养体系，全面实行住院医师规范化培训社会化，完善专科医师规范化培训制度。深入开展以全科医生为主体的基层卫生人员培训，提高岗位胜任能力。加强产科、儿科、康复、精神、护理等急需紧缺专业人才培养，提高岗位待遇保障水平。培养大师级医学拔尖创新人才，引进国际高端人才，建设具有全球视野、跻身国际先进行列的高层次卫生与健康人才队伍。充分调动社会力量，加强公共卫生与临床医学、医学与交叉学科，以及药师、卫生应急、卫生信息化和健康服务等复合型人才培养。鼓励社会资本参与健康职业教育和技能培训。

（四）推动科技创新

围绕全人群、全生命周期的健康需求，统筹卫生与健康研究资源，积极对接国家重大科技计划，深入实施市级重大科技创新工程，全力打造优势和特色学科集群。强化多学科交叉融合，关注具有临床转化潜能的生命科学前沿领域，推动一批国际领先的标志性项目研发和成果产出。加强重大疾病预防、诊疗及康复等各环节的科技创新，制定和研发一批诊疗技术规范、标准和适宜技术。支持生物医药企业创新品种研发、加强共性技术平台建设，打造具有国际影响力的生物医药创新体系。完善卫生与健康科技成果转移转化体系，探索建立卫生与健康技术评估与推广应用长效机制，建设卫生与健康专业技术经纪人等创新创业服务队伍，大力推进重大科技成果向现实生产力转化、前沿技术向卫生与健康应用转化，发挥优势学科辐射带动作用，促进更多创新技术惠及民生。

（五）建设信息化服务体系

围绕健康北京建设和深化医改重要任务，持续推进市、区两级人口健康信息平台建设。规范常住人口电子健康档案及信息共享标识，实现不同健康服务机构间共享信息，为居民全生命周期健康管理提供全方位的信息化支撑。推进卫生防病、基本医疗、基层卫生服务、妇幼保健等领域信息化深度应用，为群众提供更加智能化、便捷化的信息服务。

建立“互联网+健康医疗”应用安全防御体系，加强行业网络安全和关键信息基础设施保护，依法保护个人隐私信息。在保障信息安全的前提下，围绕远程医疗、检查检验结果共享、慢性病管理、家庭医生、保健咨询、费用支付等重点领域，创新互联网健康服务模式，积极运用云计算、大数据、人工智能等新技术开展健康管理与惠民服务。

推进公共卫生、计划生育、医疗服务、药品供应等数据资源的规范管理与集成共享，建设北京地区人口健康大数据中心。开展健康大数据相关标准体系建设，制定分级分类的数据应用规范。推进健康大数据共享开放和“互联网+健康医疗”大数据应用成果转化，培育人工智能、医药制剂、仪器设备、信息化产品等新业态，促进相关产业发展。

（六）加强对外交流合作

积极承担国家参与全球卫生治理的各项活动，在相关国际标准、规范、指南、协议的研究制定中发挥作用。打造一支能够快速有效应对和参与国际卫生事务的高水平公共卫生防控和医疗救治队伍，更好发挥医疗卫生援助对国家外交战略的支撑作用。加强与国际社会的交流合作，分享健康城市建设经验，为健康北京建设提供借鉴。

三　北京打造“健康之都”的举措

（一）完善医疗服务体系

1. 优化医疗卫生资源配置

统筹考虑人口、空间布局和市民健康需求，建设布局合理、功能完善、层次分明的医疗服务体系。严控城六区医疗机构床位规模，有序推动医疗资源疏解，高水平建设北京城市副中心医疗卫生服务体系，加强生态涵养区及新城医疗服务体系建设，积极推动本市不同区域医疗卫生服务均衡发展。加强对儿科、产科、康复护理、精神卫生等薄弱学科、短板专科的支持引导，发展康复、护理等连续性医疗服务。

健全基层医疗卫生服务网络，打造一刻钟基本医疗卫生服务圈。建立覆盖城乡居民的院前急救体系，与110、119、122等城市公共服务平台建立联动机制。建立京津冀三地相互融合、协同发展的医疗服务工作机制，带动医疗服务区域发展和整体水平提升。每千常住人口执业（助理）医师数达到5.8人。

2. 创新医疗卫生服务供给模式

加快推进医疗卫生服务供给侧结构性改革，加快结构调整，增加有效供给，为居民提供更高质量、更有效率的健康服务。强化医疗机构与专业公共卫生机构合作，建立互联互通、信息共享机制，实现医防结合。建立不同层级、不同类别、不同举办主体医疗卫生机构间目标明确、权责清晰的分工协作机制，不断完善服务网络、运行机制和激励机制。全面建立分级诊疗制度，完善医保、价格、财政和人事薪酬等政策，引导三级公立医院逐步减少普通门诊，重点发展危急重症、疑难病症诊疗；发挥基层医疗卫生机构作为居民健康“守门人”的作用，推行家庭医生签约服务，形成基层首诊、双向转诊、上下联动、急慢分治的合理就医秩序，健全疾病“诊疗—康复—长期护理”服务链。激发市场活力，鼓励社会力量提供相关服务，满足群众多样化、差异化、个性化的健康需求。到2030年，基层诊疗人次占全市总诊疗人次比例不低于65%，家庭医生签约服务率达到60%，每万名常住人口全科医生数达到5人。

3. 提升医疗服务水平和质量

坚持高端引领和质量安全，建设一批区域医学中心和国家临床重点专科群；建成全市医疗质量管理与控制信息化平台，实现全行业、全方位、精准、实时管理与控制，持续改进医疗质量，保障医疗安全。率先建成与国际接轨、体现中国特色的医疗质量管理与控制体系，再住院率、抗菌药物使用率等主要医疗服务质量指标达到世界先进水平。全面实施临床路径管理，规范诊疗行为，优化诊疗流程，增强患者就医获得感。保障临床用血安全，实现医疗机构检查、检验结果互认。依法严厉打击涉医违法犯罪行为，特别是伤害医务人员的暴力犯罪行为，保护医务人员安全。健全医疗纠纷预防化解制度，加强医疗服务人文关怀，构建和谐医患关系。

4. 提高中医药服务能力

挖掘中医药独特卫生资源，完善服务网络，推进区域中医医疗中心、中医康复中心、区级中医类医院急救站点建设，促进妇幼保健服务中医药全覆盖。增强中医药防病治病能力，设立市级中医医学中心、专科（专病）诊疗中心和会诊中心，加强中医流动医院、“首都中医馆”建设，推广适宜技术。开展重大疑难疾病中西医协同攻关，促进中西医结合。

完善社区中医药健康养生公共设施，实施中医药治未病健康工程，推广太极拳、健身气功等民族民俗民间传统运动。探索建立集健康教育、健康管理、健康保险于一体的中医健康保障模式。开展民间特色诊疗技术传承。中医类别全科医师占全科医师比重不低于30%，基层中医药服务量占中医服务总量的50%以上，居民中医健康素养达标率达到18%，中医健康乡村、社区数量达到500个，中医药在治未病中的主导作用、在重大疾病治疗中的协同作用、在疾病康复中的核心作用得到充分发挥。

（二）完善医疗保险保障体系

1. 完善全民医保制度

统一城乡居民基本医疗保险制度，健全基本医疗保险稳定可持续筹资和待遇水平调整机制。完善基本医保筹资机制，逐步实现资金来源多元化。完善医保缴费参保政策，合理划分政府与个人的筹资责任，逐步建立缴费标准与居民收入相衔接的动态调整机制。按照保基本、兜底线、可持续的原则，逐步提高保障水平，扩大保障范围，降低个人自付费用。健全重特大疾病医疗保障机制，加强基本医保、城乡居民大病保险、商业健康保险与医疗救助等的有效衔接。

2. 提升医保管理服务水平

全面推进医保支付方式改革，加强医保基金预算管理，提高医保基金使用效率，在总额控制管理下，加快推进住院按病种付费，研究实行门诊慢性病按人头付费等付费方式，健全复合式付费制度。完善医保基金管理运行机制，创新经办服务模式，逐步引入社会力量参与医保经办，健全医保经办机构与医疗机构的谈判协商与风险分担机制。发挥医保对医疗机构的激励约束机制并延伸到医务人员，引导定点医疗机构加强管理、控制成本。加强医保对定点医疗机构、定点零售药店等单位医药服务行为和参保人员就医行为的监督管理，遏制不合理收费发生。

加快推进基本医保异地就医结算，按照国家统一部署，逐步实现跨省异地安置退休人员住院医疗费用直接结算和符合转诊规定的异地就医人员住院费用直接结算。结合本市户籍和居住证制度改革，逐步将异地长期居住人员和常驻异地工作人员纳入异地就医住院医疗费用直接结算覆盖范围。

3. 积极发展商业健康保险

优化发展环境，完善相关政策，支持商业健康保险加快发展。鼓励企业、个人参加商业健康保险及多种形式的补充保险，充分发挥商业健康保险在满足多样化健康保障需求方面的作用。丰富健康保险产品，鼓励开发与健康管理服务相关的健康保险产品。促进商业保险公司与医疗、体检、护理等机构合作，发展健康管理组织等新型组织形式。

（三）完善医药供应保障体系

1. 提高药品生产质量

通过市场调节和产业政策引导，推进本市医药产业结构调整和转型升级，提高产业集中度，促进企业做优做强。鼓励药品、医疗器械生产企业加大研发投入，增强创新研发能力，不断提高产品质量。完善药品信息追溯体系，严厉打击制售假冒伪劣药品的违法犯罪行为。

2. 规范药品流通秩序

推动药品、医疗器械流通企业向供应链上下游延伸服务，加快形成现代流通体系，提高基层和医疗卫生资源薄弱地区药品供应保障能力。规范医药电子商务，丰富药品流通渠道，创新流通模式。推广应用现代物流管理与技术，健全中药材现代流通网络与追溯体系。改革采购机制，落实医疗机构药品、耗材采购主体地位，鼓励联合采购。实施药品采购“两票制”，减少中间环节，落实分类采购，鼓励集中带量采购。加强药品配送管理，强化生产企业主体责任，确保药品配送及时到位。对部分专利药品、独家生产药品，建立公开透明、多方参与的价格谈判机制，并与医保等政策做好衔接。强化短缺药品供应保障和预警，完善药品储备和应急供应机制，保障儿童等特殊人群用药。依法打击流通领域违法经营行为，净化流通环境。

3. 加强药品分类管理

强化价格、医保、采购等政策的衔接，提高基本药物的可及性、安全性、有效性、可负担性，扩大基本药物使用范围，全面配备、优先使用基本药物。加强对市场竞争不充分药品和高值医用耗材的价格监管，健全药品价格信息监测和信息公开制度。

四　北京建设“健康之都”的发展展望

到2020年，城市健康基础设施水平全面提升，城乡健康环境条件持续改善，影响健康的主要因素得到积极治理，居民健康生活方式广泛普及，人均期望寿命稳步增长，市民健康水平明显提高，健康城市建设水平位居全国前列。

到2030年，与国际一流的和谐宜居之都相适应的现代化卫生与健康治理体系基本建立，人人享受健康生活、人人享有基本医疗卫生服务、人人拥有健康环境的局面基本形成，人均期望寿命、婴幼儿死亡率、孕产妇死亡率等主要健康指标继续保持国际先进水平，健康中国首善之区基本建成（详见表9-1）。

表9-1 健康北京建设主要指标

编号	指 标 名 称	单位	2020年	2030年	属性
1	人均预期寿命	岁	82.4	≥83.4	预期性
2	婴儿死亡率	‰	≤4	≤3	预期性
3	5岁以下儿童死亡率	‰	<5	≤4	预期性
4	孕产妇死亡率	1/10万	<11	≤8	预期性
5	居民健康素养水平	%	≥40	≥45	预期性
6	成人吸烟率	%	≤20	≤17	预期性
7	重大慢性病过早死亡率	%	<10.5	<9.9	预期性
8	严重精神障碍患者接受社区康复服务率	%	>60	>70	约束性
9	每千常住人口执业（助理）医师数	人	4.7	5.8	约束性
10	个人卫生支出占卫生总费用的比例	%	<20	<18	约束性
11	中医药健康服务覆盖人群	%	>40	>50	约束性
12	城乡居民达到《国民体质测定标准》合格以上的人数比例	%	>93	>97	预期性
13	经常参加体育锻炼人数	万人	1 000	1 200	预期性
14	人均公共体育用地面积	m^2	0.65	0.7	约束性
15	森林覆盖率	%	44	≥45	约束性

（续表）

编号	指　标　名　称	单位	2020年	2030年	属性
16	建成区人均公园绿地面积	m^2	16.5	16.8	约束性
17	空气质量优良天数比例	%	≥56	持续改善	约束性
18	细颗粒物（PM2.5）年均浓度	$\mu g/m^3$	56左右	持续改善	约束性
19	重要江河湖泊水功能区水质达标率	%	77	95	约束性
20	城市市政供水合格率	%	100	100	约束性
21	城乡污水处理率	%	95	≥99	约束性
22	全市公厕达标率	%	≥95	≥99	约束性
23	生活垃圾无害化处理率	%	99.8	99.8	约束性
24	绿色出行比例	%	＞75	≥80	约束性
25	重点食品安全检测抽检合格率	%	98.5	≥98.7	约束性
26	药品抽验合格率	%	≥99.5	≥99.7	约束性
27	每千名户籍老年人养老机构床位数	张	40	≥40	预期性
28	健康服务业总规模	万亿元	0.8	1.6	预期性

（一）开展全民健康促进行动

重点开展五大健康促进行动，即健康素养提升行动、全民健身普及行动、心理健康促进行动、无烟环境推进行动和重大疾病防控行动。到2030年，要建设完成以北京市健康展示馆为核心的现代化健康教育基地；建立学校健康教育推进机制，将学校健康教育延伸至家庭；在全民健身普及行动中，培育公益社会体育指导员8万人，市民体质达标率超过97%；普及健康生活方式，构建具有北京特色的戒烟服务体系，成人吸烟率低于17%，将市民健康素养水平由现在的28%提升至45%。北京从2015年控烟立法以来，根据监测的数据，北京的吸烟人群已经减少了20万以上。这是各方面进行健康知识普及的结果，同时也是市民积极参与，维护自己健康，调整行为生活方式的结果。

（二）优化生命全周期健康服务

逐步建立从孕育到出生、成长、死亡全生命周期的健康管理和服务体系，提高服务质量水平。到2030年，孕产妇死亡率控制在8/10万以内，婴儿死亡率控制在3.0‰以内，妇幼健康主要服务指标保持发达国家水平；实现机关企事业单位职工定期健康体检全覆盖；为老年人提供预防保健、治疗期住院、康复期护理、稳定期生活照料以及临终关怀一体化的健康和养老服务；实现有需求的残疾人均享有优质康复服务。

（三）健全全民健康保障体系

通过优化医疗卫生资源配置、创新医疗卫生服务供给模式、提升医疗服务水平和质量、提高中医药服务能力四个方面，不断完善医疗卫生服务体系。健全基层医疗卫生服务网络，打造方便快捷的基本医疗卫生服务圈。建立覆盖城乡居民的院前急救体系，与110、119、122等城市公共服务平台建立良好的联动机制。继续深化医改，加强公益性，改善服务质量，实现人人享有基本医疗卫生服务的目标。激发市场活力，鼓励社会力量提供相关服务，满足群众多样化、差异化、个性化的健康需求。增强中医药防病治病能力，设立市级中医医学中心、专科（专病）诊疗中心和会诊中心，加强中医流动医院建设，实施中医药治未病健康工程。

（四）健康环境更加优美宜居

深入开展爱国卫生运动，推动健康城区和健康村镇建设。开展环境污染综合治理，通过城乡园林绿化建设、市容环境建设等营造绿色宜居生态环境。保障饮水供水安全和食品药品安全，强化安全生产和职业健康。到2030年，国家卫生区创建比例达到100%，城市污水处理率超过99%、生活垃圾无害化处理率达到99.8%，空气质量持续改善。

（五）发展多元化健康产业

健康产业涵盖医药、医疗器械、医疗服务、养老、健康保险等诸多领域，重点支持多元化社会办医，健康产业创新发展，加快健康产业与体育、旅游和文化等其他产业融合发展。到2030年，健康产业与相关产业实现融合发展，形成一批具有较强创新力和国际竞争力的健康企业。

（六）推动京津冀健康协同发展

落实党中央国务院关于京津冀协同发展的工作部署，优化京津冀医疗卫生资源布局，加强公共卫生合作，推进医疗服务与保障体系衔接，共建京津冀疾病防控一体化合作平台，完善重大疫情和突发公共卫生事件联防联控工作机制，提升区域疾病防控能力。

专题一：

新时代“健康中国2030”战略下健康产业发展研究

中国特色社会主义进入新时代，新时代的健康产业发展对于“人民对美好生活的向往”意义重大。我国的健康产业起步较晚，是我国经济产业中的朝阳产业，具有巨大的市场潜力。美国著名经济学家保罗·皮尔泽在《财富第五波》一书中预言，健康产业将成为继IT产业之后的全球“财富第五波”。可以肯定，健康中国建设成为未来相当长一段时期内我国经济社会改革与发展的一项主体内容，而市场先行的健康产业发展也将为中国的经济持续增长，为中国人民的健康贡献力量。

一 新时代“健康中国2030”战略下的健康产业发展状况

（一）新时代健康产业发展的“健康中国2030”战略背景

近年来，随着经济社会的快速发展，我国的民生需求快速提升，健康产业成为党和政府高度关注的民生问题。加快调整产业结构、推进产业结构优化升级，是促进国民经济健康可持续发展的必然要求。2011年国家发展改革委修订发布了《产业结构调整指导目录》，培育新兴产业和服务业成为我国近期产业结构调整的重点。2012

年，“健康中国2020”战略研究报告编委会发布的《“健康中国2020”战略研究报告》提出确保到2020年实现人人享有基本医疗卫生服务的重大战略目标。2015年，党的十八届五中全会明确提出“推进健康中国建设”的新目标。2016年，全国卫生与健康大会对如何“推进健康中国建设”作出全面部署。随后，中共中央、国务发布《“健康中国2030”规划纲要》，这是新中国成立以来首次从国家层面提出的健康领域中长期规划。2017年，党的十九大报告指出，“人民健康是民族昌盛和国家富强的重要标志”，将“健康中国”作为一项国家战略，提高到优先发展的地位。《“健康中国2030”规划纲要》确定以发展健康产业为重点的指导思想，2020年基本形成内涵丰富、结构合理的健康产业体系。

根据保罗·皮尔泽《财产第五波》的定义：保健产业，是指事前对健康人们（没有疾病缠身）所提供的产品和服务，使他们更健康、健美，并延缓老化现象或防患于未然。[1]一般说来，健康产业是全社会为维护健康和促进健康而从事产品生产经营、服务提供和信息传播等活动的经济领域，由医疗性健康服务和非医疗性健康服务两大部分构成。广义的健康产业是一个与健康直接或间接相关的产业链和产业体系，涉及医药产品、保健用品、营养食品、医疗器械、休闲健身、健康咨询与管理等多个与人类健康紧密相关的生产和服务领域。不同于传统的医疗产业发展模式，健康产业从单一救治模式转向了“防—治—养”一体化模式。

目前，我国健康产业由6大基本产业群体构成：一是医疗产业（以医疗服务、药品、器械以及其他耗材产销、应用为主体）；二是非（跨）医疗产业（以健康理疗、康复调理、生殖护理、美容化妆为主体）；三是传统保健品产业（以保健食品、功能性饮品、健康用品产销

[1] ［美］保罗·皮尔泽.财富第五波［M］.王永，译.长春：吉林大学出版社，2004.

为主体）；四是健康管理产业（以个性化健康检测评估、咨询顾问、体育休闲、中介服务、保障促进和养生文化机构等为主体）；五是新型健康产业（以消杀产品、环保防疫、健康家居、有机农业为主体）；六是新型健康产业（以医药健康产品终端化为核心驱动而崛起的中转流通、专业物流配送为主体）。

其中，医疗产业主要以医院为主，此外还包括疗养院、门诊部、诊所、卫生所（室）以及急救站等。作为健康产业传统的形式之一，伴随互联网的发展医疗产业发生了巨大变化。近年来逐步兴起了线上互联网医院、第三方独立诊断机构、医生集团等组织形式，形成了医疗服务供给侧多元化的产业格局。

我国医药行业经历了数十年的高速增长，目前正迈入新的发展阶段。作为我国国民经济的重要组成部分，医药行业是传统产业和现代产业相结合，第一、二、三产业为一体的产业。从产业链的角度分析，医药行业包括原料加工业、研发和生产业以及医药流通业。随着人们健康意识的逐步提高及消费水平的提升，强调“治未病”的保健产业迎来了重大发展机遇。如今，在健康产业与互联网相互融合的背景下，许多新兴健康产业应运而生并拉动大量相关需求和消费。像健康管理服务、养老、医疗旅游等产业，也均迎来了发展红利期。

《“健康中国2030”规划纲要》提出健康与养老、旅游、互联网、健身休闲、食品融合，催生健康新产业、新业态、新模式。发展基于互联网的健康服务，鼓励发展健康体检、咨询等健康服务，促进个性化健康管理服务发展，培育一批有特色的健康管理服务产业，探索推进可穿戴设备、智能健康电子产品和健康医疗移动应用服务等发展。发展母婴照料服务。培育健康文化产业和体育医疗康复产业。打造具有国际竞争力的健康医疗旅游目的地。大力发展中医药健康旅游。打造一批知名品牌和良性循环的健康服务产业集群，扶持一大批中小微型企业配套发展。引导发展专业的医学检验中心、医学影像中心、病理诊断中心和血液透析中心等。

发展第三方的医疗服务评价、健康管理服务评价，以及健康市场调查和咨询服务。鼓励社会力量提供食品药品检测服务。完善科技中介体系，大力发展专业化、市场化的科技成果转化服务。进一步优化市场环境，培育多元主体，引导社会力量参与健身休闲设施建设运营。

推动体育项目协会改革和体育场馆资源所有权、经营权分离改革，加快开放体育资源，创新健身休闲运动项目推广普及方式，进一步健全政府购买体育公共服务的体制机制，打造健身休闲综合服务体。鼓励发展多种形式的体育健身俱乐部，丰富业余体育赛事，积极培育冰雪、山地、水上、汽摩、航空、极限、马术等具有消费引领特征的时尚休闲运动项目，打造具有区域特色的健身休闲示范区、健身休闲产业带。

发展专业医药园区，支持组建产业联盟或联合体，构建创新驱动、绿色低碳、智能高效的先进制造体系，提高产业集中度，增强中高端产品供给能力。大力发展医疗健康服务贸易，推动医药企业走出去和国际产业合作，提高国际竞争力。

到2030年，具有自主知识产权新药和诊疗装备的国际市场份额大幅提高，高端医疗设备市场国产化率大幅提高，实现医药工业中高速发展和向中高端迈进，跨入世界制药强国行列。推进医药流通行业转型升级，减少流通环节，提高流通市场集中度，形成一批跨国大型药品流通企业。

（二）新时代“健康中国2030”战略下的健康产业发展基础

我国健康产业已经基本形成以医疗机构为主的医疗产业，以生产和销售药品、医疗器械为主的医药产业，以生产和销售保健品、健康产品为主的保健品产业，以进行健康检测评估和调理康复为主的健康管理服务产业。健康产业的产业链日趋完善，行业内的新兴业态不断涌现。虽然从整体上看，健康产业还处在起步阶段，但随着人口老龄化和生活条件的改善，未来发展前景广阔，促进我国健康产业发展的政策环境将得到持续优化。

2008年卫生部启动了“健康中国2020”发展战略研究，健康产业的发展更加注重以人为本。“健康中国2020”战略确定，到2020年，我国人口的主要健康指标将达到或超过中等发展中国家的平均水平。全国的卫生费用总支出将占GDP的6.5%—7%，比2005年提高2个百分点。“健康中国2020”把“健康强国”上升为我国的一项基本国策，提高到国家级的战略高度，意味着未来促进健康产业发展政策环境将更加优化，政府和民间的医疗健康投入将大幅增加。国务院在2013年9月的《关于促进健康服务业发展的若干意见》中进一步提出，2020年，将建立起基本覆盖每个人生命周期的健康服务体系，健康产业总规模将超过8万亿元。

随着经济社会的发展，我国健康医疗支出也迅速增长。2016年我国医药卫生费用总支出超过4.6万亿元，占GDP百分比为6.2%。其中，政府的医药卫生支出约占30%，接近1.4万亿元；社会的医药卫生支出约占41.2%，超过1.9万亿元；个人的医药卫生支出约占28.8%，超过1.3万亿元。[1]我国医疗信息化和医疗体系得到较快发展。随着信息技术的快速发展，“互联网+医疗”成为健康产业发展的新亮点。2015年政府工作报告中明确提出了发展“互联网+”新模式，通过应用云计算、大数据和移动终端等互联网新技术，给健康产业的信息化发展提供坚实的技术支撑。

[1] 国家信息中心.“一带一路”贸易合作大数据报告(2017)[R/OL].(2017-03-24)[2017-03-24].http://www.sic.gov.cn/News/79/7811.htm.

党的十八大以来，以习近平为核心的党中央提出了一系列健康领域改革与发展的新理念和新思路，健康领域改革发展取得了显著成就。

——医疗卫生服务方面，覆盖城乡的基层医疗卫生服务体系基本建成，医疗服务能力大幅度提升，医疗服务质量和效率显著提升。

——健康环境建设方面，随着环境治理力度的不断加大，相当一部分地区的生态环境状况逐步好转。

——健康产业发展方面，随着卫生行业准入门槛的降低以及一系列扶持政策的刺激，社会资本竞相进入大健康产业，民营医院、民办养老机构和民办康复机构等健康管理领域激起投资热潮。

——健康生活方面，全民健身运动逐步开展，健身步道、骑行道、全民健身中心、体育公园等健身公共设施在各地投放使用。

——基本医疗保险方面，我国已经建成全民医保体系，基本医疗保险参保人数达13.4亿人，覆盖率超过95%，为全民健康和美好生活提供了最基本的保障。医保大数据和“互联网+”开始在部分地区运用于医保智能监管领域。

统计数据显示，我国人民的健康水平得到了很大程度的提高，从2012年到2017年底，我国人均预期寿命已经从74.83岁提高到76.5岁，孕产妇死亡率从30/10万降至19.9/10万，婴儿死亡率从13.1‰降至7.5‰，居民主要健康指标总体优于中高收入国家平均水平。

近几年，全国健康产业发展势态较好。全国大部分省（区、市）出台了本省的健康产业、健康服务业的实施方案和专项规划行动计划，也在研究相关的政策，推动本地区的特色优势发展，实现从单一向综合的转变，更加注重产业的融合。各地正在谋划或已经开始建设健康产业园区和小镇，依托重点项目打造健康产业集群健康产业与养老、旅游、互联网、健身休闲、食品以及生物产业、现代制造、文化、现代农业、房地产、商贸物流等呈现多业融合发展的趋势。大企业、大资本进入，产业投融资来源日益多元化，跨行业整合不断出现。

许多地区将健康产业发展与新农村建设、县域经济发展、新型城镇化建设结合起来，使之成为推进产城融合、城乡统筹发展的重要增长点。相关部门正在积极进行健康产业重点领域推进工作，大力支持近几年成效明显、增长快速的社会办医行业。国家卫生计生委、财政部、国家发展改革委、国家旅游局、国家中医药管理局等部门印发《关于促进健康旅游发展的指导意见》，积极开展健康旅游示范基地的建设，启动国家级医养结合试点工作、推进国产医疗设备发展应用、推动创新药品研发、启动健康医疗大数据及产业园建设试点等。

根据国家统计局数据显示，2018年以来，我国旅游、体育、健康、养老等幸福产业发展态势良好。1—2月，规模以上服务业企业中幸福产业营业收入同比增长9.8%。其中，旅游管理服务营业收入同比增长41.7%，休闲健身活动营业收入同比增长21.2%，保健服务营业收入同比增长26.7%，护理机构服务营业收入同比增长59.3%。幸福产业的发展更好地释放和满足了居民的消费需求。随着加快发展“互联网+医疗健康”措施的实施，远程医疗将覆盖全国所有医联体和县级医院，人民群众看病难问题将得到更好的解决，就医更便利。

（三）新时代“健康中国2030”战略下的健康产业发展意义

习近平总书记指出要以普及健康生活、优化健康服务、完善健康保障、建设健康环境、发展健康产业为重点。李克强总理也在2016年全国卫生与健康大会上特别提出，要努力把健康产业培育成为国民经济的重要支柱产业。健康产业是国民经济中极具发展前景的产业，从全世界范围来看，已经成为带动整个国民经济增长的强大动力，从某种程度上说健康产业同其他生产要素一样，促进了经济增长。健康产业关乎国民经济的持续发展和新增长动力，关乎社会的稳定与和谐，因此加快健康产业发展，必将对我国的未来发展产生重大而深远的影响。根据《"健康中国2030"规划纲要》，基本发展目标是2030年，健康产业繁荣发展，建立起体系完整、结构优化的健康产业体系，形成一批具有较强创新能力和国际竞争力的大型企业，成为国民经济支柱性产业，健康服务业总规模达到16万亿元。[1]可以说，健康产业发展是我国经济社会转型升级的必然选择。

健康优先理念的提出和实施，能够在促进健康发展的同时，推动经济社会相关领域的制度创新、发展模式创新和产业创新。一方面，健康优先要求"将健康融入所有政策"，必然对政策制度体系的发展提出新要求；另一方面，"健康中国"的内涵实际上就是要建成健康友好和促进型社会，这实际上对我国经济社会发展的结构与模式提出了更高的要求。也就是说，健康中国不仅要求"全民健康"，而且要求"全面健康"。必须形成有利于健康生活方式养成、健康环境培育与经济社会发展协同一致的方式，从而形成整体的追求健康的社会氛围。制度创新和发展模式的创新会激发群众对健康的需求，这些需求的产生也能够促进健康产业的进一步发展和繁荣。健康产业发展是满足人民健康需求、建设美好生活的重要手段。[2]

健康产业与人类的健康息息相关，是提高全民健康福祉的重要保障。随着社会经济的发展以及人们对健康关注度的提高，世界很多发达国家都将健康作为重要的发展规划，比如美国（详见表1[3]）。被看作全球"财富第五波"的健康产业热潮席卷全球。

[1] 中共中央国务院：《"健康中国2030"规划纲要》，《光明日报》2016年10月26日。

[2] 傅卫.推进健康中国建设 促进健康经济发展[J].中国卫生，2017（11）.

[3] 参见 *Healthy People 2010: Understanding and Improving Health*。

表1　历次美国"健康公民计划"比较

项目	健康公民1990年	健康公民2000年	健康公民2010年	健康公民2020年
总体目标	通过预防行为来提高5个不同年龄阶层人群的生活质量和健康水平	（1）增加健康生命年； （2）减少因种族、民族、性别、教育程度及其他种种不利因素造成的健康不公平现象； （3）所有美国公民都可以获得预防性的卫生保健服务	（1）帮助各年龄段的人群提高健康生活的质量，延长健康生活的时间； （2）消除不同阶层的人群之间的健康差距	（1）实现高质量生活，延长寿命，免于可预防的疾病、残疾、外伤以及过早死亡的痛苦； （2）实现健康公平，消除差距，并改善所有群体的健康； （3）建立并维持能促进全民身体健康的社会和物质环境； （4）提倡优质生活、健康发展，推广各年龄阶段的健康行为
主题领域	15个	22个	28个	42个
特定目标	数据不详	300个	467个	接近600个
主要健康指标	无	无	10个	重新评估中，尚未发布
基础卫生测量标准	无	无	无	4个

（续表）

项目	健康公民1990年	健康公民2000年	健康公民2010年	健康公民2020年
领导部门	HHS	HHS	HHS	FIW
统一实施框架	无	无	无	有，MAP-IT
宣传方式	新闻发布、宣传手册	新闻发布、社区宣传	新闻发布、社区宣传、门户网站	新闻发布、社区宣传、门户网站、社交网络、微博

近年来，我国健康产业在“治疗疾病”方面取得了较大进展，并已形成庞大的健康医疗卫生产业。然而，目前我国的健康产业依旧呈现以治疗为主的产业发展态势，对其延伸性产业链的重视不足。传统的医药行业，尤其是西医，其主要的产品和服务都集中于疾病的诊疗。随着人民健康需求的增加以及疾病预防意识的增强，休闲旅游、文化娱乐、健身保健等行业逐渐进入公众的视野。

我国经济的快速发展和居民收入的增加，基本温饱问题得到了广泛解决，人们对健康的需求日益增加，对健康产品和服务的需求也快速上升。健康产业在我国现代化建设过程中具有广阔的发展前景。

二　新时代“健康中国2030”战略下的健康产业发展问题

新时代“健康中国2030”战略意义重大，健康产业发展前景看好，但摸索中前进的健康产业必须正视当前发展所面临的各种问题和诸多困难。

（一）健康产业发展观念亟须更新

从一个新兴产业的发展上看，健康产业在发展过程中难免会受到传统产业的影响，从而缺乏对产业结构性升级的正确认知，不能及时抓住供给侧结构性改革给健康产业长期健康发展所带来的机遇和推动作用，很难从长远的发展理念角度来认识并加速推动产业的结构性升级。同时，也受我国所处的经济发展阶段因素影响，许多产业在发展过程中还存在低端化问题。健康产业在发展过程中往往是强调纵向比较，而忽视了横向比较，不能及时吸收和借鉴发达国家健康产业发展的成功经验和先进理念，眼光放得不够远，在产业发展的初期设计上就相对保守，发展过程中满足于现状，缺乏创新和突破。应该说，受传统的产业发展理念影响，健康产业的结构性升级步伐迈得并不快，这制约了其发展速度，对健康产业的未来长期发展造成不利影响。供给侧结构性改革背景下，健康产业的创新发展显得动力不足。

目前，我国还未形成一个防患于未然的有效的健康管理产业体系，但存在一些因素使我国的健康产业不得不更新自身的发展观念。其一，中国传统的“天人合一”、“上医治未病”、“阴阳平衡与协调”、“辨证施治”、“扶正固本”等中医学传统的治疗疾病的原则与方法与现代的健康管理理念高度契合。充分发挥中医“治未病”作用，通过中医的方剂、针灸、推拿等治疗手段与食疗、药浴、气功养生及身心锻炼等辅助手段能解决绝大部分的健康问题，尤其是亚健康的调理问题。其二，“养儿防老”是中华民族的传统思想，通过构建“家庭护理”和社区结合的方式实现老人的健康管理。其三，中国农村人口基数大，随着医改的覆盖，治病支出的降低，这部分人的健康管理也存在巨大市场。其四，随着经济的发展，先富起来的人存在个性化的、高端的医疗管理需求。以上这些因素都要求，都需要健康产业发展观念更新以“匹配”健康产业发展的需求。

（二）产业发展亟须政府支持和引导

政府在经济发展中处在宏观调控和引导地位，健康产业的发展和结构性升级离不开政府的政策支持和引导。目前，政府各职能部门在我国健康产业发展中的作用发挥并不充分，没有有效发挥自身职能作用，使得健康产业结构性升级过程中还需要解决许多问题。由于缺乏政府的有效引导，健康产业内部发展水平参差不齐，未能形成以预防为主的产业导向，健康产业的发展难以切实满足人民日益增长的健康需求，不利于以预防为主的大健康格局的形成，健康产业的发展亟须进行新的布局，注入新的活力和增长点。

此外，各相关产业内部关联度低，呈松散型发展。这种松散的发展模式不利于资源和技术的有效利用，不能实现健康产业内的“乘数效应”，无法形成完整的健康产业链。虽然政府采取多项措施支持健康产业发展，但健康产业作为一门新兴产业，尤其是以预防为主的健康产业，在我国尚处于发展的初级阶段，市场机制无法实现有效运行。另外，因研发收益的不确定性较高，药品企业在生产过程中的质量问题和安全形势也不容忽视，如药品注册中谎报申报资料、临床试验数据造假、随意改变工艺流程、违规使用非法原辅料、简化检验程序等现象比较普遍。[1]

一方面，政府各职能部门对如何加快健康产业的结构性升级重视不够，没有完全认识到健康产业的结构性升级对于促进产业发展和提高全民健康状况的重要性，导致在制定相关政策和引导健康产业结构性升级过程中缺乏有效措施。我国健康产业结构性升级目前更多的是依靠自身的发展和探索实践，往往会走弯路甚至偏离正确轨道。另一方面，我国现阶段还没有建立起完善的政策体系来支持和引导健康产业进行结构性升级。特别是近些年，健康产业飞速发展和扩张，使得健康产业所包含的范围非常广泛，而相应的政策制定和出台需要一个过程，往往是落后于产业发展实际的，现有的政策在

[1] 朱士俊.我国健康产业发展现状及对策分析［J］.医学教育管理，2016（1）.

支持和引导健康产业发展方面又不完备，所以很难在政策层面发挥促进健康产业结构性升级的作用，也降低了政策的支持和引导的有效性。

从市场角度看，虚假广告宣传，严重损害了保健品产业的市场信誉。中国消费者协会与中国保健科技学会对保健食品宣传内容进行调查的结果表明，宣传内容不符合有关法律法规的占73.5%，其中对产品功能进行虚假宣传的占42.1%；另外，未经过卫生部批准，擅自宣称产品具有保健功能的占31.4%。从调查结果来看，目前保健品虚假宣传的主要表现形式有以下几种：无中生有；擅自增强产品功能；宣传"疗效"或辅助治疗功能，暗示"疗效"；以中医理论解释产品进行误导；没有按卫生部颁发的卫生批号，违法宣传其产品具有"治疗、保健功能"，等等。

根据国家食品药品监督管理局的统计，2015年，国家食品药品监督管理局共审批保健食品广告5 175件，向工商行政管理部门移送违法保健食品广告30 183件，收回保健食品广告批准文号100件。由此可见，保健品企业从一开始就陷入研发低投入、广告高投入的怪圈。在广告宣传中，又过多存在夸大宣传的现象，惯于"概念炒作"。这些严重不实的广告，在市场上造成了极坏的影响。把广告作为保健品"造市"的法宝，实际上成为保健品企业"短命"的硬伤。由此，我国保健品产业陷入了"概念—市场—概念"的经营误区，很难实现健康发展。

（三）产业整体规模亟须提升

客观地看，我国健康产业起步相对比较晚，健康产业的整体规模与世界发达国家的相比还很小，一些健康产业在发展过程中面临成本高、规模小、缺少竞争优势等问题。目前，我国健康服务产业链主要有五大基本产业群：一是以医疗服务机构为主体的医疗产业；

二是以药品、医疗器械、医疗耗材产销为主体的医药产业；三是以保健食品、健康产品产销为主体的保健品产业；四是以健康检测评估、咨询服务、调理康复和健康干预与维护等为主体的健康管理服务产业；五是健康养老产业。

由于我国健康产业还没有形成产业集聚效应，在发展过程中很难实现规模经济。在供给侧结构性改革背景下，由于健康产业与其他产业的关联度相对小，加之整体规模偏小在一定程度上限制了其结构升级。我国健康产业在各地区处于零星发展阶段，并没有发展得特别突出的地区，健康产业和其他产业之间的关联度还须进一步提升，从而加快形成规模化的发展。健康产业因为缺乏在转型升级资本的支撑，无形中增加了结构化升级的成本。也可以说，健康产业整体规模较小，从一定程度上限制了健康产业的结构升级，健康产业发展需要妥善解决好规模扩张与结构性升级之间的矛盾问题。

尖锐的供需矛盾首先体现在基础医疗资源和服务上。以医疗资源的供需矛盾为例，乡村的就医困难仍然十分明显，无论是在规模、数量、人员配备还是质量方面，仍与需求脱节严重。即使在县域和乡镇，基础的医疗资源仍过少，设施陈旧，无法满足居民的医疗需求。其次在保健品方面，居民对健康提出了更高要求，而有关保健品的研制、开发、销售和管理机制等都发展缓慢且不成熟，不能很好满足居民的保健需求。尤其是我国已经开始步入老龄化社会，老年人数在人口结构中的比例激增，但有关人员配备、基本设施以及技术更新都非常滞后，严重加剧了我国养老产业供需矛盾形势。

我国健康产业资源分布不平衡，主要表现在城乡分布失衡和区域分布失衡这两个方面。一是城乡分布失衡。进入21世纪以来，我国农村居民生活得到了明显改善，农民的收入水平也显著提高，但不可否认的是，城乡发展呈现出明显的“马太效应”，城乡差距进一步拉大。对于健康产业而言，大中型城市仍然占据了主要的资源，产业资源分布不均衡性十分明显。一方面，大中型城市凭借人力资源、资金流动、交通便利等优势，吸纳周边资源和需求，形成了以城市为中心的地区集聚效应。另一方面，我国农村人口基数大，但很多农村人口缺乏对现代健康的重视，导致农村健康市场难以发展。二是区域分布失衡。在资源整体分布上，我国呈现东部地区最优，中部地区次之，西部地区较薄弱的分布状态，不均衡性明显。但即使在经济较发达的东部地区，健康产业的供给仍然远远低于庞大的需求。这主要是因为长期以来，东部地区的医疗机构和卫生专业技术人员等资源的增长远落后于东部地区的人口的增长，健康产业的服务理念、经营管理理念以及健康产业从业人员的服务态度和服务水平与消费者的需求也有很大差距。

中国社会人口的结构变化，也是驱动中国健康服务产业发展的重要因素。老龄化是未来半个世纪甚至更长时间内中国社会发展道路上的棘手难题，健康服务产业正是在这样的背景下被推到了历史前台。据国家计生委预测，到21世纪20年代，65岁以上老年人口将达到2.42亿，占总人口的比重将从2000年的6.96%增长到近12%。老龄化的社会问题，将带来对医疗保健产业的持续需求。健康产业背后发展的动力是社会的人口统计学的变化。人口老龄化是当今世界面临的重大社会问题之一。

目前，中国已经开始经历世界上规模最大、速度最快的人口老龄化历程。按照国际划分标准，我国已于1996—1999年进入老龄化社会。由此可见，未来我国健康产业发展的一个重要方向就是老年健康产业，其中包括营养食品、保健用品、老年人护理、老年保健康复等方面。

（四）产业发展模式亟须创新驱动

信息技术的发展，加速了经济全球化进程。科学技术的进步，对全球产业的发展产生了深远的影响。未来，在各产业的发展中，科技创新必然是突破瓶颈的重要举措。在供给侧结构性改革背景下，我国健康产业在加快结构性升级进程中，需要不断加大对科技创新的投入。目前，我国健康产业整体发展还不均衡，与发达国家的健康产业相比较，无论是技术层面还是发展现状都有很大差距，这种产业现状在一定程度上限制了健康产业作用的发挥，不利于健康产业长期持续发展。同时，健康产业企业对科技创新重视不够，缺少投入，科技创新意识不强，还没有充分认识科技创新对未来产业发展的巨大促进作用，缺少科技创新积极性，这造成我国健康产业在供给侧结构性改革过程中结构性升级进程较慢，产业发展模式单一，后劲不足。

近年来，与我国健康产业发展相关的一些技术水平显著提高，但是这些技术的自主创新与研发能力仍相对薄弱，对于国际技术和产品的依赖度仍然很大，如生物技术和信息技术。生物技术方面，许多领域的研发与国际存在较大差距。以生物制药为例，统计显示，目前我国生产的药品中97%以上是仿制药，所使用的先进制药技术也基本来自国外，国内制药企业的研发投入非常低，研发费用占不到销售总额的1%，而在发达国家，这一比例基本在15%到20%。此外，与其他国家相比，我国近年来上市的国际水平的创新药品数目较低。从2007年到2011年间，全球范围共上市146个新分子实体，其中只有37个新分子实体在中国上市。因此，我国健康产业的自主研发创新能力较低，对行业创新的鼓励机制同样有待完善。信息技术方面，虽然取得了较大进步，但一些核心技术仍须从国际市场引进，自主创新能力不强。这些都从一定程度加大了我国健康产业发展的成本，减慢了我国健康产业发展的进程。

三　新时代“健康中国2030”战略下的健康产业发展路径

我国健康产业需要加快建立起有利于发展的政策体系，不断扩大健康产业规模，更新发展理念，以科技创新为引领，实现更快更好的发展，满足人民群众日益增长的健康产业现实需要。“预防为主”的大健康格局与健康中国的建设，应紧紧抓住经济转型的关键时期，大力发展兼具健康效应、经济效应、社会效应的健康产业，促使健康产业成为未来经济发展的主要支柱产业。当前，我国健康产业发展处于探索和改革的关键期，健康产业的发展总体上采取了以政策为导向、政府为主导、市场化运作的指导方针。

（一）社会主导的健康产业发展理念更新

发达国家的健康产业起步较早，发展比较成熟，在保障人们健康需要上取得了巨大成功，基本完成了产业结构性升级，这给我国健康产业结构性升级提供了许多值得借鉴的经验。在供给侧结构性改革的背景下，我国健康产业发展要认真学习和借鉴发达国家的成功经验，结合健康产业发展现状，进行完善和改进，力争完成好结构性升级，尽快实现与国际接轨。同时，转变发展理念，科学规划健康产业发展路径，及时结合经济社会发展客观实际做出战略调整，满足市场经济改革需要，顺利实现健康产业的结构性升级，用新理念指导健康产业的长期健康发展。

国家层面的健康产业发展理念更新已经开始，而市场层面的健康产业发展理念更新必须坚持以消费者为导向，开发真正受到消费者喜爱，有利于消费者身心健康的、经得起品质考验的健康产品。而社会层面的社会大众既要具备甄别真假健康产品的基本能力，不能过度迷恋商家的宣传，理性消费，也要怀有开放的心态不能“一票否决”市场上的健康产品，做出自己对健康产品合理有效的评判和消费。

科学技术发展通过对人类劳动过程中使用工具的不断改进，实现对人的解放，从解放人手到解放人脑，从而使人创造财富的能力倍增且财富创造的种类更加丰富多彩，进而改变人的生产、生活方式（社会结构）及文化观念，最终引起人类社会演进的时代变迁。“精神健康”既是变迁的时代精神成果，又是这一变迁提出的时代课题。时代意义上的“精神健康”概念意味着：首先，当代社会及人的生活中，思想观念问题凸显。与以往比较，当代人的思想观念问题不但没有随着物质生活水平的提高而减少，反而是越来越多、越来越复杂，以至于“思想解放”成为人的解放的关键所在，而“思想解放”的主旨首先在于让“精神”健康起来，换言之，努力培育“健康”的精神。

据北京百川健康科学研究院院长黄开斌接受《中国经济时报》的专访，由于现行的医学模式存在较大的缺陷或者说整个医学方向有失准确，长期处于被动防病治病状态，因而健康却没有得到更有效地保障和提升。未来的健康事业和健康产业的发展，一方面，绝不应仅停留在医疗卫生体系独自支撑状态或陷在医疗卫生体系里不能自拔。另一方面，建立在现代生物医学基础上的国民健康观念也是欠妥的，更不能以疾病与否来完全界定健康。

为此，我们的“医改”必须从健康观念的转变或纠正过程中找到新的突破口。这是由“卫生战略”向“强生战略”的转变，由“医疗体系”提升或转型到“健康体系”，且医疗卫生不再是健康事业的主导者或统治者。这将是一场战略和思想大转移的变革，其目标方向正是直接面向健康的建设促进和帮扶提升。换言之，“大医改”就是要突破“医疗卫生”与“经济思维”、“疾病思维”的局限或束缚，转而采用“大医思想”与“和谐思维”、“健康思维”的“大医改”思路，进而从帮助“健康成长”的“医养强生”、“医德厚生”，以及生态环境、粮食饮水、社会公平公正、工作精神状态、人口自然老化等方面去探寻和实施对健康有更大价值的方式方法和健康发展道路。

（二）政府主导的健康产业发展政策支持

政府从政策上做好发展规划和产业引导，引导和培育健康新产业、新业态、新模式，为健康产业的发展提供有利的政策环境。健康产业事关国民健康大事，政府必须在健康产业发展过程中，将引导和监管结合起来。促进健康产业的有序和谐发展，在全面深化改革的过程中，政府各职能部门要站在供给侧结构性改革的角度，加强对健康产业发展的重视，围绕促进健康产业结构性升级进行分析研判，制定有利于健康产业发展的具体政策措施。要充分发挥政府职能部门的作用，加强对健康产业发展的扶持和引导，使其能够顺利实现产业结构性升级，在正确快速的发展轨道上运行。同时，政府各职能部门也要立足全球健康产业发展的大局，深入分析未来健康产业发展方向，结合供给侧结构性改革要求和健康产业发展实际，及时制定支持和引导健康产业发展的政策，鼓励各地区进行健康产业结构性升级试点。要进一步明确各级政府在促进我国健康产业发展中的责任，强化政府推动健康产业发展的作用，力争尽快实现我国健康产业的结构性升级，缩小我国与发达国家之间在健康产业发展上的差距，满足人们对健康产业发展的迫切需要。

健康产业关系到国民的生命健康安全，是涉及社会长治久安的重要产业，严格的产业技术标准更是必不可少。发达国家都有全面的质量安全、技术评定等产业规章制度。虽然我国健康产业发展迅速，但由于涉及的领域众多，还没有完善的法律和制度体系来规范，在标准的制定和执行方面仍显薄弱，导致健康产业尤其是保健品行业发展较为混乱，在国际市场竞争中难以占据优势。在健康管理服务上也欠缺核心技术与健康服务的整合，对客户提供整套健康管理方案的能力较弱。规范行业行为、保护消费者权益是当前监管部门的重要任务。我国应当建立统一的，能够与国际接轨的标准体系，由独立而权威的认证机构进行认证监督，以保证健康产品和服务的质量安全。我国巨大的消费市场有着充足的培育能力，只要以科学规范的标准作为依据，以市场检验作为关口，健康产业完全可以实现腾飞，抢占国际市场，并进一步引领国际技术标准。

建立新型健康政策体系，制定健康医疗旅游行业标准、规范。我国现行健康政策体系依然停留在“有病看病、无病查体”的发展理念。也就是说，无论是大政方针，包括健康道路选择、路线制定、发展战略规划、行政组织设置和制度安排等，还是具体的服务保障措施，都还没有建立起一套系统的、多元化的大健康政策保障体系。从健康本身入手去研究健康问题和健康发展规律，设计制定有利于保障国民健康的国家政策，包括发展战略、行政管理机构、制度建设和运行规划措施等，探寻更多元化的保护和增进健康的方式和方法，系统完整地构建一个完善合理的国家健康政策保障体系，从而保证整个国家的健康事业和健康产业的良性发展，保障人民的生命健康可持续。

我国的健康产业缺乏公认的市场准入标准和行业规章制度，各个企业对健康产业的概念认识不统一，内涵理解不一样。除了医药和医疗器械行业目前有明确的管理体系外，其他行业缺乏管理规章制度，在工商局注册备案就可以开展经营活动，对健康产品和服务的定价也没有统一的标准。完善监督机制，创新监管方式，推行属地化管理，依法规范健康服务机构从业行为，强化服务质量监管和市场日常监管，严肃查处违法经营行为。以政策规划引领产业发展，突出标准化工作的重要性。要制定“国家级健康产业基地”和“国家级健康服务基地”评定标准和管理规范。

健康产业是一个新兴产业，需要国家在宏观层面上进行政策扶持，各级政府也要以前瞻性、全局性的眼光重视健康产业，促使健康产业相关企业主体充分竞争，实现优胜劣汰，最终逐步规范市场行为，产生行业标准。但是竞争必须建立在政府有力的监管机制下。只有这样，健康产业相关企业才能在公平的市场环境中有序竞争，由市场对健康产业相关企业进行选择。

（三）市场主导的健康产业发展规模扩大

“健康产业覆盖多个领域，贯穿一二三产，产业链条长，附加值高，新业态多，吸纳就业能力强。”我国持续深化“放管服”改革，优化社会办医政策措施，特别是在培育一些健康产业新业态方面积极努力，促进健康与养老、旅游、互联网、健身休闲、食品等融合发展，推动健康产业发展既“有为”又“有序”，还要深入发展康养体系，做到医养结合、康养结合、中西医结合，再把旅游文化结合起来，就会形成一整套大健康产业链。

在全面深化改革的过程中，政府各职能部门要站在供给侧结构性改革的角度，加强对健康产业发展的重视，围绕促进健康产业结构性升级进行分析、研究和判断，制定有利于健康产业发展的具体政策措施。要充分发挥政府职能部门的作用，加强对健康产业发展的扶持和引导，使其能够顺利实现产业结构性升级，在正确快速的发展轨道上运行。

同时，政府各职能部门也要立足全球健康产业发展的大局，深入分析未来健康产业发展方向，结合供给侧结构性改革要求和健康产业发展实际，及时制定支持和引导健康产业发展的政策，鼓励各地区进行健康产业结构性升级试点。要进一步明确各级政府在促进我国健康产业发展中的责任，强化政府推动供给侧结构性改革和加快健康产业发展的作用，力争尽快实现我国健康产业的结构性升级，缩小我国与发达国家之间在健康产业发展上的差距，满足人们对健康产业发展的迫切需要。

要通过医疗体制改革的契机，推动健康产业内容的升级和结构的优化，完善健康产业链，形成覆盖健康服务前、中、后端的全产业链条，促进健康产业的供给侧改革。在普及基础健康服务的同时，加快推进差异化、精准化健康服务，以满足不同层次的个性化需求。培育高端健康产业市场，推进中等层次健康管理促进服务，保障基础健康服务，形成高、中、低不同层次协调发展的健康产业体系。在有条件的领域或机构中实施健康产业不同领域的关联融合，实现范围经济。加强医疗机构、大中专院校、健康产业企业的联合互动，形成健康产业一体化服务模式，完善产业链条。建立健康产业园区，培育健康产业集群，实现集聚效应。

在经济变迁的历史进程中，新型健康产业要以科学发展观和营养健康理念为指导，走内涵型、技术型发展道路，努力开发符合消费者生活方式的营养健康产品，争取成为我国经济版图中的重要新兴产业，成为有更多知识产权和国际竞争力的品牌产业。医疗卫生费用的不断提高和人民群众日益增长的健康需求之间的矛盾是各国政府面临的重要社会问题之一，而健康相关产业正是以维护健康状态、使人不得病、少得病作为产品研发和服务推广的出发点和落脚点。世界卫生组织调查显示，在预防上投入1元钱，可以减少8.5元的治疗费用及100元的抢救费用。因此，健康相关产业的发展可以起到降低卫生费用、提高健康水平的双重作用。

面对多元化的健康需求，积极发挥市场力量的作用，发展大健康产业，是健康中国建设的重点任务。在大力发展医药、医疗器材与设备等研发与制造产业的基础上，打造核心竞争力强的医药产业体系；从全生命周期的健康管理入手，打造集预防、保健、诊疗、康复和护理于一体的健康产业链，发展健康体检、中医保健、体育健身、健康管理、健康养生与疗养、健康养老等多样化的健康服务；在具有丰富医疗资源和良好保险业基础的大中型城市，可以发展以健康管理和健康保险为核心的健康服务业模式，建立医疗机构、养老机构与保险公司的紧密合作模式，促进医疗、养老与保险的一体化，即管理式医疗，针对医疗保险参加者提供综合性医疗照顾服务。

发达国家经验表明，当一个国家人均GDP达到1 500—3 000美元时，营养产业就会崛起。2008年，我国人均GDP超过3 000美元，已进入营养保健产业的快速发展期。此外，我国已进入人口老龄化阶段，中国社会科学院财政与贸易经济研究所2010年9月发布的《中国财政政策报告2010/2011》显示，在以后30年里，中国人口老龄化将呈现加速发展态势，到2030年，中国65岁以上人口占比将超过日本，成为全球人口老龄化程度最高的国家；到2050年，将进入深度老龄化阶段。因此，大力发展新兴健康产业，将其作为新的经济增长点，既可控制医疗费用、促进经济发展，又可保障人民群众的健康安全和社会的稳定和谐。

此外，商业保险是基本医疗保障之外的重要健康保障。美国参加各种商业健康保险的人口占85.96%，我国台湾地区商业健康保险的覆盖率高达96%。目前，我国商业健康保险覆盖人群不足12%，且产品单一，同质严重、规模小、赔付率较高。因此，我们要开发个性化、针对中国人口老龄化问题、独生子女政策的健康保险产品，满足广大群众多层次、多样化的医疗保障需求，补充医疗保险市场的健康保险产品。我国的各保险公司密切关注健康保险。平安保险与南非最大健康保险公司Discovery合作共同开拓中国广阔健康险市场。同时，进行医网、药网、信息网三网合一，发展健康保险的全新模式。中国人保针对中国传统文化，准备开发针对中国人口老龄化问题、独生子女政策、家庭养老等的健康保险产品。

（四）创新驱动的健康产业发展模式革新

近年来，我国政府持续增加对医疗卫生事业的投入，以保障居民基本公共卫生服务需求，这既有利于人民群众健康水平的提升，也有利于降低卫生总费用中居民个人支出的比重，从而拉动城乡居民对健康更高层次的需求。同时，新“医改”方案明确提出“在健全基本医疗保障制度的基础上，积极发展商业健康保险”，给健康保险机构的发展提供了充足空间和多项优惠政策。

另外，新“医改”强调“在坚持政府主导的同时，要充分发挥市场机制的调节作用”，给一部分满足个性化、多样化需求的服务和产品留出了发展空间。[1]完善“政产学研用”协同创新体系，推动医药创新和转型升级。加强专利药、中药新药、新型制剂、高端医疗器械等创新能力建设，推动治疗重大疾病的专利到期药物实现仿制上市。大力发展生物药、化学药新品种、优质中药、高性能医疗器械、新型辅料包材和制药设备，推动重大药物产业化，加快医疗器械转型升级，提高具有自主知识产权的医学诊疗设备、医用材料的国际竞争力。加快发展康复辅助器具产业，增强自主创新能力。健全质量标准体系，提升质量控制技术，实施绿色和智能改造升级，到2030年，药品、医疗器械质量标准全面与国际接轨。

加强模式创新。国务院发布《国务院关于大力发展电子商务加快培育经济新动力的意见》，医药电商获得明确支持，医药电商大潮势不可挡，探讨新型营销模式是医药健康发展的必经之路。继家庭医生政策为医疗信息化产业送出“红利”后，国务院办公厅印发《促进和规范健康医疗大数据应用发展的指导意见》。《意见》进一步明确，规范和推动“互联网+健康医疗”服务，智慧医疗、远程医疗以及医疗信息化等细分产业将受到国家重点扶持，相关产业链上加强各部门各行业的沟通协作，形成促进健康的合力。医药电商、“互联网+健康医疗+大数据”等新模式，在构建养生、养老、保健服务项目的同时，结合互联网商业模式，用定制化的服务模式来迎接大健康产业。全面建立健康影响评价评估制度，系统评估各项经济社会发展规划和政策、重大工程项目对健康的影响，健全监督机制。畅通公众参与渠道，加强社会监督。

---

[1] 夏金彪.新医改带来健康产业新机遇[N].中国经济时报，2012-03-18[2012-03-18].

目前人工智能可以改变医疗保健的方式至少有三种：更加精准的医学诊断；假肢（以人工智能为导向的方法可以让截肢患者用更像真手的假肢去感受事物）；视觉障碍（可以让神经网络在你的手机摄像头的输入，并描述其看到的东西）。随着人工智能、移动互联网、物联网、大数据、可穿戴式设备、增强现实/虚拟现实等创新技术的发展，在国家人工智能规划的引导下，健康全流程管理的各个环节将会越来越智能化，支撑全流程管理的新药研发、精准医疗等将会越来越个性化、个体化。

加强业态创新。大健康产业的发展，使得新业态层出不穷，其中，医疗旅游是近年来大健康产业的重要组成部分，其发展已经日益成熟。医疗旅游又称观光医疗，世界旅游组织将其定义为“以医疗护理、疾病与健康、康复与休养为主题的旅游服务”。据世界卫生组织预测，到2022年，旅游业将占到全球GDP的11%，医疗健康产业将占到12%，成为全球第一大产业。《2016中国海外医疗旅游市场专题研究报告》显示，2015年中国游客赴日医疗旅游人次达241万，赴韩医疗旅游人次达611万。另有数据表明，2015年中国约有2 000万人选择海外就医，年增长率为35%左右，中国正成为世界医疗旅游的主要客源国。

加强科技创新。医药是健康产业最重要的守护者，国务院印发的《“十三五”国家科技创新规划》，其中提到重大新药创制。要求围绕恶性肿瘤、心脑血管疾病等10类（种）重大疾病，加强重大疫苗、抗体研制，重点支持创新性强、疗效好、满足重要需求、具有重大产业化前景的药物开发，以及重大共性关键技术和基础研究能力建设，强化创新平台的资源共享和开放服务，基本建成具有世界先进水平的国家药物创新体系，新药研发的综合能力和整体水平进入国际先进行列，加速推进我国由医药大国向医药强国转变。

对于我国医疗养老服务的创新可以采取以下几种措施：一是加

强养老保障金的管理，拓宽保值增值的途径。为此可以在城镇建立统一的基本养老保障制度，政府部门可以由劳动和社保服务中心进行统一管理，既可以防范地方政府的违规操作，也可以保障资金的正常使用。二是适当调整职工与企业的缴费标准，适度减少企业缴纳养老保障金的负担并提高个人的缴费比例，或者政府给予企业补贴来缓解职工个人的负担。三是改革养老保障制度，降低养老保险金的运行风险。一方面，通过丰富保障金的筹措方法和发展各类养老机构与创新服务模式来实现制度的科学性和有效性；另一方面，通过不断完善法律体系来加强风险监控。

专题二：

新时代我国建构医养结合型养老模式的困境与出路——对医养结合机制的超越

医养结合型养老是关于养老服务管理、组织架构的配置方式，也是医疗机构和养老机构有效衔接与互相配合的机制。专门针对老年人这一群体的服务旨在提高老年人的生活质量，尤其满足“弱病残”老年群体的需求，让他们也能过上有尊严的生活。我国人口老龄化的加剧使得患病老年人随之增多，对医疗护理产生了大量的需求，随着人民对美好生活日益强烈的需求，老年人对养老服务的质量也提出了更高的要求。

党的十九大立足新时代的历史方位指出，要“积极应对人口老龄化，构建养老、孝老、敬老政策体系和社会环境，推进医养结合，加快老龄事业和产业发展”。[1]推进医养结合成为是新时代我国养老服务事业继续发展和优化的重要任务。同时，我们也应该清楚我国医养结合型养老服务体系尚处于初创阶段，这一服务模式的继续发展遇到瓶颈。

那么，我国开展医养结合遇到哪些瓶颈？造成这些困难的根源

[1] 习近平.决胜全面建成小康社会夺取新时代中国特色社会主义伟大胜利——在中国共产党第十九次全国代表大会上的报告[R].人民日报,2017-10-28[2017-10-28].

是什么？如何顺利走出这些困境，优化医养结合型养老模式以适应我国社会快速老龄化的形势所需？这些都是重要的理论和实践课题。

一　我国构建医养结合养老模式面临的主要困境

我国传统的养老服务体系构建尚未给予老年人不同的特殊状况及其照护考虑进去，现实养老实践中大多采取的是医养分离的方式，这一方式有诸多弊端，比如：家庭的养老功能弱化；养老服务机构和社区照料中心的医护服务难以满足需求；大型医院提供的养老服务严重不足；中小型医疗机构或民办医院不开展养老医护服务而导致大量医疗资源闲置。[1]针对这一系列问题，医疗卫生资源与养老服务相结合无疑是化解老年人医护难题的重要途径，但我国构建医养结合的养老新模式的实践面临着诸多现实难题。

（一）职能部门各自为政

政府是主导养老服务发展的关键主体，因此，政府的组织体系和管理机构主体密切影响着医养结合的推进。但我国养老服务发展的试点现状显示，政府在主导医养结合的过程中，其传统的科层组织架构往往成为医养结合的体制性掣肘。传统的科层组织主要体现为与医养结合相关的政府部门林立却各自为政。对此，李克强总理在2016年的两会期间强调“简政放权”时，专门以“医养结合”为例：举办一个医养结合的养老机构，涉及养老机构准入、医保定点、收费审批等多个环节，要跑多个部门，问题是这些部门的标准还不统一，这本身就束缚了产业的发展，也抑制了群众消费的需求。[2]研究显

[1]　王素英.医养结合的模式与路径——关于推进医疗卫生与养老服务相结合的调研报告［R］.社会福利，2011(12).

[2]　民政部.将推动养老机构医养结合的模式［N/OL］.中国改革论坛，2013-05-10［2013-05-10］.http://www.chinareform.org.cn/society/ensure/News/201305/t20130510_166773.htm.

示，我国政府职能部门各自为政、协同性低下的现象集中体现在两个方面：

一方面，是多个职能部门间分段管理，导致医养资源分散、管理效率低下。譬如，对于同一家医养结合机构，民政部门主管养老床位，卫计委主管老年护理床位，人保部门主要负责制定医保结算制度以及专业人员职称晋升准则。其中民政部门主管的养老床位大多不能纳入医保结算，而很多老人愿意选择护理床位，由此就会造成资源浪费。这种权能分设、管理分割、资源分散的管理体制，既使得各机构和部门难以在政策认知、调整和落实上达成共识，又导致医养结合的养老服务难以统筹、资源难以整合、服务效率低下。

另一方面，是政府部门管理事权划分不合理，涉老职能部门承担许多重要事务，但缺乏相应的协调权能。其中最为典型的是，老龄委和老龄办是老龄工作的议事协调机构，但它们作为民政部门的内设机构，本身并不具有行政职权，因而难以甚至几乎无法有效协调卫计生、人社、财政等政府各部门。而民政部作为养老服务的主要业务管理部门，虽然管理对象从城镇"三无"老人和农村五保老人扩展到所有老年人，但其职权、人员和资源配置却在相当程度上不匹配。因此，民政部和老龄办实际上都缺乏协调其他部门的职权和能力。

（二）医养资源整合困难

《国务院关于加快发展养老服务业的若干意见》对养老机构的功能定位是，重点为"三无"老人，低收入老人，经济困难的失能、半失能老人提供供养和护理服务，但是我国的实际状况远未达到这一要求。2015年末，全国登记在册的养老机构中的老年人床位仅有672.7万张（其中社区留宿和日间照料床位298.1万张），而全国失能、半失能老年人多达4 063万人，占老年人口的18.3%，即使将全部养老机构的床位都配置给失能、半失能老人，也远远不能满足老年人的养老需求，更何况我国目前养老机构同时也为自理老人提供养老服务。这种反差显示，目前我国养老产业极不发达、养老机构和医疗机构服务能力相当有限，养老资源严重匮乏，尤其是失能、半失能老年人的医养康护更无法得到保障，医养资源与服务需求之间呈现巨大落差。

实践表明，要实现医养资源整合，特别需要政府制定和安排激励性政策与制度，以激发养老机构和医疗卫生机构相互对接、有机结合、协同发展的积极性，逐步实现医养结合。令人遗憾的是，在推动相关养老机构或基层医疗服务机构转型过程中，尽管政府在用地、基础设施、基本设备购置与税费优惠、床位补助、运营补贴、人员引进与培训等方面制定了相关政策措施。但从医养结合养老模式试点的情况来看，这种转型缺乏对于医疗机构和养老机构双向的激励机制，导致公办医疗机构“不积极”、养老机构“做不了”。具体表现为相关政策和制度的激励力度不够、标准不清，或者表现为政府政策“政出多门”和管理“碎片化”，导致激励政策在实际执行中逐渐偏离初衷。比如，政府对医养机构资质和服务标准要求过高，导致机构难以进入而且盈利微薄，医养机构反映的问题不能得到及时解决，政府审批医疗资质流程复杂，床位补贴和长期医疗护理保险费用结算不及时等。

（三）医保支付覆盖面小

养老的另一难题是支付问题，老年人的整体收入偏低，尤其是失能、患病、高龄老人支付能力更加有限，即便医养结合的养护机构建成并完善，但受制于“支付不起”的因素，还是无法被纳入整个基本养老服务体系中，这将会带来一系列的后续影响。其一，目标群体入住量减少直接导致床位闲置或错配，降低了医养结合养老资源的配置效率。其二，医养结合趋势弱化，而其功能将会趋于混乱，甚至转变成“混合型或复合型养老机构”。传统养老机构的入住标准较为关注能否支付起费用和老人的健康程度，这使得养老资源多被健康老人挤占的现象。

相比而言，医养结合养老机构由于医疗护理水平提升，其费用也相应提高，失能和患病老人由于收入有限难以支付费用，有效需求必然减少。一旦出现这种情况，医养结合服务机构将被迫做出以下选择：要么维持医养结合功能定位，保持供给不变，但直接后果表现为床位闲置，难以持续运营；要么调整医养结合功能定位，减少医养结合床位供给，腾出部分床位以供自理老人使用，或者吸纳健康情况较好的失能、患病老人，最终结果将导致养老机构医养结合特征弱化，退回为功能复合型的养老机构。长此以往，极易造成医养结合服务模式发生偏离政策初衷，某种程度上再度退回传统机构养老模式。

直接影响老年人支付能力的是缺少专项用于老年人的长期护理保险费用。当前基本医疗保障体系中并没有针对老年人健康特点的保障模式。城镇的基本医疗保险能为住院病人提供较高的保障，诊疗费、床位费、护理费和药费等大部分由医疗保险系统支付。此外，大多数养老机构并没有内设医疗机构，即便有，也多数没有被纳入医保定点范畴。当前大部分医保基金较难直接与养老机构内设医疗机构进行结算，在护理服务付费上，医保支付只覆盖了老年护理院，养老机构和居家的护理费尚未覆盖。一些城市推行的为数不多的家庭病床式居家照料虽然可以用医保支付，但比例远低于住院医疗，这导致老人的就医趋向于可报销比例高的医疗机构，这也造成一定程度上仅需生活护理和基础医疗的老年人占据了宝贵的住院医疗资源，不仅浪费医疗费用，也加剧了床位紧张程度。

因此，医养结合的支付保障体系的缺失，将直接影响医养结合养老服务模式的可持续运营。医保支付方式与各梯度服务未能实现有序对接，“医养结合”的费用支付模式尚未有详细的设计方案，这将导致“医养结合”的改革进程受阻。

二 多重视角下的医养结合困境根源剖析

中国共产党始终坚持全心全意为人民服务的宗旨，党的十九大更是突出强调必须贯彻人民为中心的发展观。但在政府运行过程中，职能部门可能会有其自身的利益诉求，呈现部门偏好的行为选择。在推进医养结合过程中，无论是科层体制方面的部门壁垒，还是运行机制方面的激励不足、医保对接困难，相关主体有着不同的利益诉求和策略选择，这些差异化的利益诉求在不同行为主体的互动博弈是导致医养结合陷入困境的深层原因。以博弈论方法建构利益相关者博弈框架有助于分析相关主体在医养结合实践过程中的互动行为关系，探究和揭示医养结合体制机制困境的现实缘由，并由中寻求化解困境的途径。

（一）政府各部门机构间的群体博弈

通过采取诸如制定相关法律制度、颁布政策文件、财政拨款、土地使用优惠、税收减免等多种方式政府相关职能部门推进了医养结合养老服务模式的发展。但这些相关部门在推进医养结合过程中存在着部门利益冲突与群体博弈。与医养结合养老服务相关的政府职能部门涉及国家发展改革委、财政部、人社部、民政部、卫计委、住建部、国土部等。政府相关职能部门从部门利益的角度考虑医养结合问题，部门之间缺乏统筹协同的治理视角与动力。

在部分职能部门合作、部分职能部门不合作的情况下，由于搭便车行为的存在，选择不合作获得的收益更大。因此，在多人博弈合作情形中，如果缺乏政府的有效监管（包括可靠激励或有力惩罚），理性经济取向的政府职能部门进行博弈的结果将是所有职能部门的不积极合作。由于医养结合不可避免地会损害某些部门的既得利益或预期收益，从而遭到既得利益部门的抵制，医养结合被迫“原地踏步”，正因为如此，医养结合的推进，尤其需要强有力的统筹部门，比如国务院或国家发展改革委，基于强化社会福利保障和公平正义的原则，有力引导各相关职能部门分工合作、共同推进医养结合的发展，并且使得部门收益或群体整体收益大于付出成本。

（二）医疗机构与养老机构间的利益冲突

医疗服务机构和养老服务机构既是医养结合服务的承接者，也是直接供给者。当前我国医养结合型养老服务供给模式主要有三种：一是医疗机构内设养老服务，二是养老机构内设医疗服务，三是医疗机构与养老机构合作供给医养服务。假设医疗机构与养老机构合作供给医养服务，在医疗机构与养老机构的行为关系中，两者都只有两个战略可以选择：合作与不合作。显然只有医养结合的供给收益大于或等于付出成本时，医疗机构和养老机构才愿意进行合作供给；合作成本由医疗机构的成本和养老机构的成本两部分构成，其中，医养结合的供给收益与成本的比率越大，医疗机构和养老机构对于合作收益期望越大，双方合作的可能性越大。

从医疗机构的立场看，因为医疗机构处于优势地位，若两者合作，医疗机构将获得更多的利润，当医养结合的收益完全为医疗机构所有时，理论上此时医疗机构合作供给医养服务的意愿可能性大。但实际上，由于医养服务偏向于福利性服务，医疗机构和养老机构均对合作收益的期望值不高，换言之，医养结合的供给收益与成本的比率趋向于接近1，即收支大体相抵。由于医院和医生均属稀缺资源，提供服务的成本相当高，医疗机构合作供给医养服务的动力是不足的。

从养老机构的立场看，尽管养老机构从合作供给医养服务过程中获得的收益要小于医疗机构从中获得的收益，但相比仅仅提供传统的养老服务，养老机构可以从中获得稳定的顾客群体，能够最大限度利用其拥有的养老资源，从而提高自身的经济效益，总体上，养老机构从医养结合中获取收益的可能性偏大，因此养老机构开展医养结合的愿望是比较强烈的，比医疗机构有更强的合作意愿。

（三）医养资源供给与社会需求的对接

收入减少是老年人群体面临的首要问题，年龄增长带来的退休或工作能力减退使老年人必须离开自己的工作岗位，直接导致老年人收入减少。城镇老人收入主要依靠退休金和社会保障金，但由于城市本身消费水平较高，即使城市老年人有一定的退休金和社会保障金，但相对于工作期间，其生活水平也会有一定退步，收入减少会给老年人的生活带来一系列负面问题，日常照料成为养老亟须解决的问题。据国家统计局的调查报告，截至2017年底，中国60周岁及以上的人口有2.4亿人，占总人口的17.3%，较2016年增长了0.6个百分点，其中65周岁及以上人口近1.6亿人，占总人口的11.4%，较2016年同样增长了0.6个百分点。中国是目前世界上唯一老年人口超过2亿的国家，严峻的老龄化问题亟待解决。

据预测，到2050年，我国60岁及以上的人口将高达4.5亿人，占人口总数的34%，步入重度老龄化阶段。[1]老年人是一个特殊群体或者说是一个弱势群体，年龄的增长会导致身体各器官的功能逐步减退，甚至失能、失智，老年人中70%患有慢性老年病，15%患严重疾病，需要终身治疗及护理。在解决老年人基本生活需求的基础上，老年人身心健康也应受到特别关注，这对社会医养资源提出了强烈的需求。

但事实上现有的医养资源存在巨大缺口，主要表现在：现有的

---

[1] 米红.医养结合养老机构面临的内忧外患[J].中国劳动保障报，2013(12).

养老机构较少，老年人口的增多与社会所提供的养老资源有限形成矛盾。现有的养老机构数量和床位都只能使少部分老人享受社会养老。而且养老机构的服务内容与老年人实际需求也不相匹配。养老机构为节省成本减少投入资金，提供的服务项目单一，通常以解决老人吃住为主，大多无法提供全面的医疗服务，如预防、诊疗、护理、保健等，一些条件好的机构也只是配备简单的医疗设施，且大多没有规范的医疗管理，[1]服务质量低下。养老机构中养护人员的专业素质不够高，现有的养老机构中，有专业护理知识的人员很少，对老年人各方面了解的人员不多，大多数从事养老护理工作的人员并没有取得养老护理员职业资格。

从医疗服务来看，老年人患病几率较年轻人大得多，对医疗服务的迫切需求不言而喻。尤其是医疗护理。但目前我国医疗机构为老年人提供的医疗服务远远不足，大多数医疗机构只为老年人提供门诊和短期的住院服务，针对老年病的专科医院和专科门诊数量少、规模小，发展比较缓慢。社区卫生服务机构因地理位置的优越性而成为许多老年人的选择，但社区卫生服务机构发展时间比较短，地区间差异较大，大部分社区卫生服务机构人力、设备和资金等资源缺乏，只能为老年人提供基本医疗服务。而且，现阶段的医疗服务更加注重直接诊疗，对前期预防和后期康复护理的重视不够。

三 构建医养结合型养老模式的主要出路

从上述多方主体围绕医养结合机制建构的互动关系可见，医养结合的实现，除了需要发挥市场的资源配置作用外，破解利益相关主体的困境，使得其在互动过程中实现相互之间的利益互补性以及各利益相关主体之间的有效谈判，在此基础上，才能构建医养结合的体

[1] 张旭.医养结合养老模式研究[J].赤峰学院学报(汉文哲学社会科学版),2014(35).

制机制。在这其中，作为“平衡社会中各种竞争性利益”的政府，尤其需要明确自身作为人民利益代理者、守护者和实现者的角色和定位，贯彻党的十九大精神，坚持以人民为中心的发展观，“始终把人民利益摆在至高无上的地位，让改革发展成果更多更公平惠及全体人民”。立足这一根本角色定位和医养结合事业发展现状，政府还需要超越博弈困境创设一套管制与激励相结合、使利益相关各方共赢的制度安排，协调和平衡相关利益关系，促进医养结合的实现。

（一）以政府为主导，统筹兼顾各方利益

推进医养结合型养老服务模式，必须调整原有的医养结构体系，理顺政府、医疗机构和养老机构在医养结合中的关系，通过政策性驱动的改革打破政府机构和部门各自为政，养老资源和医疗资源相互阻隔的格局。为此政府需要统筹兼顾，充分考虑各参与主体的取向偏好和利益诉求，科学设计医养结合的制度机制与政策框架，使得各利益相关主体之间形成和谐而非对立的关系。[1]

首先，划分好政府职能部门间的权责边界。立足于保障老年人合法权益和促进老年事业健康发展的需要，最大限度寻求政府职能部门之间的共同利益，客观认识各部门面临的制度性及资源型约束条件，尽可能尊重涉老职能部门的合理诉求，在不同职能部门之间寻求有效的利益均衡点。从职能转变和权责调整方面推动养老体制的结构性变革，明确各级政府相关职能部门在“医养结合”业务上的职责范围，列出权力清单和责任清单，做到职权法定、边界清晰。其中的关键在于处理好民政部门、卫生部门与社保部门之间的权责边界，对于医养结合机构的资质审批、日常监管和行政执法，要从法规政策上明确其权责归属，避免医养结合机构或运营主体无所适从。

---

[1] 王景烁，郝帅．“医养结合”还需迈过几道坎儿［J］．中国青年报，2015（12）．

其次，公平分配公共利益。体制结构变革有助于平衡职能部门之间的利益关系，但难以彻底消解部门利益与公共利益的冲突，也无法一劳永逸解决相关职能部门之间的利益矛盾。在现有政府治理框架下，对于体制性变革无法根除的部门间利益矛盾以及部门利益与公共利益的冲突，还需要本着有效增进和公平分配公共利益的要求，建立“责任导向”的医养结合公务合作制度，超越部门利益本位，促进涉老职能部门间形成合力，进而实现以医养结合为实践形式的公共利益的激励机制。确立整体性治理理念，破除涉老职能部门之间的体制壁垒和信息区隔，以保障老年人合法权益这一公共利益目标为行动指南，以有效可行的问责机制加强跨部门协同合作。为有效解决跨部门协同问题，一方面，要尊重体制结构调整之后的各个部门的法定职权和利益归属；另一方面，要着力构建责任导向式公务合作制度，将跨部门协作纳入涉老职能部门的责任清单当中，对于在推进医养结合事务中不予合作或消极推诿的行为，应当建立起明确而有效的责任倒查机制和问责机制。在条件成熟时，还可以考虑整合民政部与卫计委相关职能，成立独立运行的老年卫生福利部，对全国的医养规划、建设、管理和服务进行统筹安排。

最后，释放社会资本活力。医养机构的自主性诉求和政府的优质服务期许要求妥善处理好放权与监管之间的关系。为此，我们需要根据中央政府有关“简政放权、放管结合、优化服务”的改革要求，改进医养结合型服务机构的资质审批和管理方式，加快行政许可和审批速度，提高审批效率。在医养结合领域实现简政放权，要以政府有序放权的方式充分激发社会力量经办医养结合机构的活力，拓展医养机构的资金来源和资源渠道，降低不必要的制度性交易成本。由于医养结合服务有其特定的医护属性，其服务质量和安全性涉及老年人的生命安全、健康状况和晚年生活质量，因此，在简政放权的同时，还应当加强全过程监管，确保医养结合机构提供满足医疗卫生和养老服务两方面标准的养护服务。

（二）激励医养机构间的相容与合作

有关医疗机构与养老机构之间的利益博弈关系显示，医疗和养老机构的合作动力来源于各自在合作中的收益结构，而这种合作收益总体上更有利于养老机构，因为养老机构的日常护理型服务特点决定其所支付的成本偏低，医疗机构在合作过程中提供的医药用品、医疗器械和人力资源成本显得更为高昂。这种不均衡的成本结构极大地削弱了医疗机构在推动医养结合方面的积极性和主动性。因此，实现医疗与养老机构的有效合作，需要通过可持续的激励相容机制和合作模式来平衡二者之间的利益关系。在协调与平衡这种利益的过程中，政府需要着重思考如何为医疗资源和养老资源的有机结合搭建平台，实现养老资源和医疗资源跨界整合，满足老年人对便捷适老、优质高效医养服务的需求。对此，政府可以从两方面着手：

一方面，搭建医疗卫生机构与养老机构合作的平台。政府和医养机构都应明确认识到，尽管养老资源需要与医疗资源相结合，但医养结合型养老服务的内容需明确界定，养老服务机构仍然应以生活照料为主并落实老人的医保待遇，医养机构中的医护人员主要职责是监测与护理老年人的身体状况，对疾病进行诊疗。但构建医疗机构与养老机构的医养联合体也是必需的。合理的成本共担和利益分享机制是二者合作的前提，充分调动大中型医院的合作积极性，鼓励大中型医院与周边养老院建立一对多合作关系，发挥城市中心医院的辐射作用。鼓励社区卫生室与社区居家养老服务中心建立一对一合作关系，协助社区居家养老服务中心为周边老年人提供医疗卫生服务，以此推动医疗卫生服务延伸至社区、家庭。鼓励乡镇医院或卫生院和农村社会福利院建立合作，解决农村社会福利院入住老年人的医疗照护问题。此外，为解决接受老年病人的医护机构可能面临的老年病科难题，可在养老机构开设医疗机构与合作医院间的双向转诊绿色通道，为老年人提供治疗期住院、康复期护理、稳定期生活照料以及临终关怀一体化服务。

另一方面，建立相容的机制，提高医疗机构与养老机构的积极性。大型公立医院普遍存在开展医养结合积极性不高的问题，针对这一问题，可以根据市场原则适当提高护理收费标准。针对初级医疗机构或民营医疗机构医疗资源闲置问题，可以激励并协助这类医疗机构与养老机构建立对接机制，盘活闲置性医疗资源，积极扶持初级或民营医疗机构开展医养结合服务。对于养老机构而言，地方政府应当及时科学修订医保政策，放宽医保定点范围，将在“医养结合”型养老机构和居家接受社区照护的参保老年人的医疗费、护理费纳入医保结算范围，及时准予开通医保定点资格和批准实行医保定点刷卡结算，并将现行的养老机构的门诊医保改变为住院医保。此外，政府还要建立相应的扶持政策，鼓励有资质的养老机构转型为医养结合机构。

（三）推动医疗卫生体制改革，探索长期护理保险制度

基于老年人健康需求的变化和特点，医养结合模式由以疾病治疗与干预为主转为预防保健、护理康复和慢病管理等整合照料，致力于提高老年人医疗卫生服务的可及性和公平性，实现健康养老。因此，必须从医疗卫生体制和保障制度入手，改革医疗服务供给机制，创新医保支付方式，引入并建立长期护理保险，减轻老年人医疗成本负担，提高其购买能力，推动医养结合长远发展。

第一，改革“签约医生”制度，有效推动分级诊疗。鼓励全科医生通过与老年人直接签约进入社区、家庭供给服务，根据老年人的服务层次需求获得劳动报酬，减少中间环节，促进基层首诊推行；增进医院与社区之间互动与合作，通过协议等方式为老人就医开设快速通道，建立服务转介机制，切实推行双向转诊和急慢分治。

第二，推动医疗保险改革，加大对医养结合的支持。在全面考核基础上将医养结合服务机构纳入医保定点范围，同时以健康促进为导向调整医保偿付项目和保障范围，打破“医”“护”费用结算分离局面，探索按人头、病种和总额预付等后付机制，加强服务双方成本意识。完善医保报销机制，为医疗与养老机构的有效合作建立通畅的信息联通渠道和服务网络平台，在为老年人提供便捷医养服务的同时降低医养结合的运行成本。通过整合原有医保信息网络和社会保障卡相关信息，建设“一站式”医养结合服务网络平台，实行医疗护理费用的“一站式”实时结算，切实解决老年人在医养结合型养老机构的就医结算问题。所谓“一站式”实时结算服务，是指符合条件的老人因护理服务发生的费用，医保经办机构与医院直接结算基本医疗保险报销金额，参保人员只需支付个人责任范围的医疗护理费用，不用自己预先垫付护理资金，再行报销。

第三，在总结试点经验基础上建立长期护理保险制度。长期护理保险制度的缺失恰恰是当前阻碍医养结合的一个重要因素，合理可行的长期护理保险制度对于老年群体、医养机构以及政府三者而言，都能够以制度形式提供稳定的正向激励，这是克服医养结合当前面临的激励不足困境的重要路径。

综上，由于历史和制度惯性，我国传统养老服务按照医养分离的路径运行，导致了老年人医养服务供给严重不敷需求、供给质量相当低下、供给成本持续高企。当今中国，正面临着人口快速老龄化的严峻压力，为解决长期慢性病老人、大病康复期老人、残障老人、临终关怀等老年人的医疗和养老问题，构建医养结合型养老服务模式是中国养老服务体系的现实应然。党和政府须找准阻碍医养结合的关键因素，立足我国老龄化格局和经济社会发展实际，在改革试点中稳妥推进医养结合，加快老龄事业健康有序发展，为有效构建医养结合养老服务体系、积极应对人口老龄化贡献中国智慧和中国方案。

附录 I

健康中国指数框架结构

健康中国指数评价体系
I —1健康设施
I —2健康服务
I —3健康管理
(1) 每万人口医疗卫生机构数
(2) 每万人口医疗卫生机构床位数
(3) 每万人口基层医疗卫生机构人员数
(4) 人均基层医疗卫生机构诊疗人次
(5) 医疗开支占地方生产总值比重
(6) 医疗卫生支出占财政支出的比重
(7) 人均卫生费用
(8) 每万人口医疗卫生机构健康检查人数
(9) 公立和民营医院病床使用率
(10) 每万人口家庭卫生服务人次数
(11) 每千老年人口养老床位
(12) 每千人口卫生技术人员数
(13) 每万人口公众健康教育活动数
(14) 死亡率
(15) 预期寿命
(16) 孕产妇系统管理率
(17) 甲乙类法定报告传染病病死率
(18) 肺结核发病率
(19) 医疗卫生机构急诊病死率

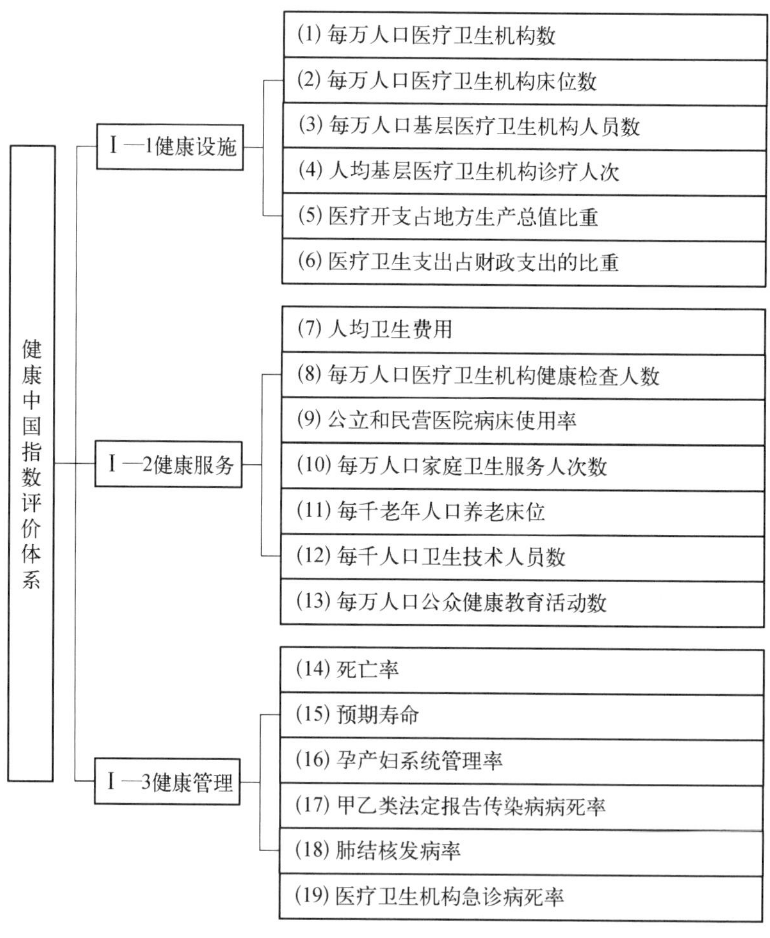

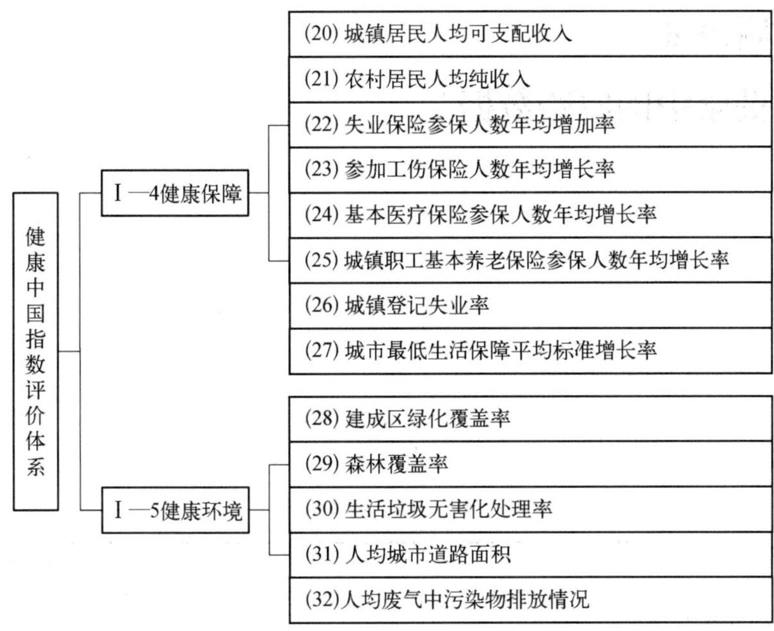
健康中国指数评价体系
I—4健康保障
(20) 城镇居民人均可支配收入
(21) 农村居民人均纯收入
(22) 失业保险参保人数年均增加率
(23) 参加工伤保险人数年均增长率
(24) 基本医疗保险参保人数年均增长率
(25) 城镇职工基本养老保险参保人数年均增长率
(26) 城镇登记失业率
(27) 城市最低生活保障平均标准增长率
I—5健康环境
(28) 建成区绿化覆盖率
(29) 森林覆盖率
(30) 生活垃圾无害化处理率
(31) 人均城市道路面积
(32) 人均废气中污染物排放情况

附录Ⅱ

健康中国原始数据[1]

附录Ⅱ-1a 健康设施

健康设施 / 地区	医疗卫生机构数(个)	医疗卫生机构床位数(张)	医疗卫生机构人员数(万人)	医疗卫生机构诊疗人次(万人次)
北 京	9 771	111 555	61 756	6 595
天 津	5 223	63 693	26 492	4 496
河 北	78 594	342 096	196 818	29 328
山 西	41 002	183 209	102 514	7 262
内蒙古	23 886	133 889	67 403	5 270
辽 宁	35 236	266 986	94 397	9 234
吉 林	20 612	144 500	69 893	5 420
黑龙江	20 752	212 590	79 460	5 060
上 海	5 016	122 813	52 781	10 464
江 苏	31 925	413 612	204 340	29 153
浙 江	31 137	272 509	146 888	26 460

[1] 注：相关数据从《2016中国统计年鉴》、《2016中国卫生和计划生育统计年鉴》、《2016中国民政统计年鉴》等搜集。

（续表）

地区＼健康设施	医疗卫生机构数（个）	医疗卫生机构床位数（张）	医疗卫生机构人员数（万人）	医疗卫生机构诊疗人次（万人次）
安　徽	24 853	267 405	131 138	16 181
福　建	27 921	173 007	99 584	10 824
江　西	38 557	197 837	115 293	14 000
山　东	77 259	519 369	331 438	40 759
河　南	71 394	489 621	284 711	37 155
湖　北	36 179	343 147	170 198	21 495
湖　南	62 646	396 950	175 863	15 529
广　东	48 320	435 666	226 196	38 931
广　西	34 439	214 485	140 694	14 656
海　南	5 046	38 698	22 210	2 733
重　庆	19 806	176 549	83 905	7 884
四　川	80 109	488 755	241 290	27 611
贵　州	28 712	196 422	94 592	7 902
云　南	24 181	237 597	98 254	13 160
西　藏	6 814	14 013	16 637	798
陕　西	37 030	211 885	106 433	9 754
甘　肃	27 799	127 743	71 133	8 219
青　海	6 223	34 546	16 475	1 143
宁　夏	4 288	33 804	13 366	1 687
新　疆	18 798	150 263	61 010	5 031

附录Ⅱ–1b 健康设施

健康设施 / 地区	医疗开支（亿元）	地区生产总值（亿元）	医疗卫生支出占财政支出的比重（%）	地方财政医疗卫生支出（亿元）	地方一般公共预算支出（亿元）	医疗卫生支出占财政支出的比重（%）
北 京	370.52	23 014.59	1.609 935	370.52	5 737.70	6.457 640
天 津	195.02	16 538.19	1.179 210	195.02	3 232.35	6.033 381
河 北	535.09	29 806.11	1.795 236	535.09	5 632.19	9.500 567
山 西	290.71	12 766.49	2.277 133	290.71	3 422.97	8.492 917
内蒙古	257.15	17 831.51	1.442 110	257.15	4 252.96	6.046 377
辽 宁	281.96	28 669.02	0.983 501	281.96	4 481.61	6.291 489
吉 林	245.81	14 063.13	1.747 904	245.81	3 217.10	7.640 732
黑龙江	273.96	15 083.67	1.816 269	273.96	4 020.66	6.813 807
上 海	303.46	25 123.45	1.207 876	303.46	6 191.56	4.901 188
江 苏	649.31	70 116.38	0.926 046	649.31	9 687.58	6.702 499
浙 江	485.50	42 886.49	1.132 058	485.50	6 645.98	7.305 168
安 徽	485.60	22 005.63	2.206 708	485.60	5 239.01	9.268 927
福 建	351.19	25 979.82	1.351 780	351.19	4 001.58	8.776 283
江 西	398.79	16 723.78	2.384 569	398.79	4 412.55	9.037 631
山 东	701.43	63 002.33	1.113 340	701.43	8 250.01	8.502 172
河 南	717.74	37 002.16	1.939 725	717.74	6 799.35	10.556 009
湖 北	515.25	29 550.19	1.743 644	515.25	6 132.84	8.401 491
湖 南	493.74	28 902.21	1.708 312	493.74	5 728.72	8.618 679
广 东	918.36	72 812.55	1.261 266	918.36	12 827.80	7.159 139
广 西	413.87	16 803.12	2.463 054	413.87	4 065.51	10.180 027
海 南	100.54	3 702.76	2.715 272	100.54	1 239.43	8.111 793
重 庆	313.98	15 717.27	1.997 675	313.98	3 792.00	8.280 063
四 川	686.42	30 053.10	2.284 024	686.42	7 497.51	9.155 306

（续表）

健康设施 地区	医疗开支（亿元）	地区生产总值（亿元）	医疗卫生支出占财政支出的比重（%）	地方财政医疗卫生支出（亿元）	地方一般公共预算支出（亿元）	医疗卫生支出占财政支出的比重（%）
贵　州	360.80	10 502.56	3.435 353	360.80	3 939.50	9.158 523
云　南	422.66	13 619.17	3.103 420	422.66	4 712.83	8.968 284
西　藏	62.80	1 026.39	6.118 532	62.80	1 381.46	4.545 915
陕　西	369.38	18 021.86	2.049 622	369.38	4 376.06	8.440 926
甘　肃	250.10	6 790.32	3.683 184	250.10	2 958.31	8.454 151
青　海	99.43	2 417.05	4.113 692	99.43	1 515.16	6.562 343
宁　夏	74.11	2 911.77	2.545 187	74.11	1 138.49	6.509 499
新　疆	244.01	9 324.80	2.616 785	244.01	3 804.87	6.413 097

附录Ⅱ-2a　健康服务

健康服务 地区	人均卫生费用（元/人）	医疗卫生机构健康检查人数（人）	每万人口医疗卫生机构健康检查人数（人/万人）	公立和民营医院病床使用率（%）	家庭卫生服务人次（人次）
北　京	7 411.41	8 547 460	3 937.107 324	80.6	749 227
天　津	4 291.29	4 434 445	2 866.480 284	81.6	145 131
河　北	2 228.95	14 528 534	1 956.704 916	83.6	790 370
山　西	2 188.87	7 606 044	2 075.885 371	76.9	589 244
内蒙古	2 842.54	5 872 120	2 338.558 343	73.2	481 033
辽　宁	3 028.54	9 500 463	2 168.065 495	85.4	705 423
吉　林	2 806.76	4 196 244	1 524.244 097	78.5	211 736
黑龙江	2 588.44	6 042 663	1 585.168 678	81.4	527 032
上　海	5 546.92	7 763 972	3 214.895 238	95.7	1 132 901
江　苏	3 322.40	29 002 218	3 636.185 807	88.6	2 643 822

（续表）

健康服务 地区	人均卫生费用（元/人）	医疗卫生机构健康检查人数（人）	每万人口医疗卫生机构健康检查人数（人/万人）	公立和民营医院病床使用率（%）	家庭卫生服务人次（人次）
浙　江	3 589.30	24 624 309	4 445.623 578	88.9	1 126 026
安　徽	2 172.67	13 598 473	2 213.293 132	85.0	673 992
福　建	2 553.68	8 698 607	2 265.852 305	82.6	522 316
江　西	1 871.65	11 861 629	2 597.816 251	90.4	325 693
山　东	2 537.60	28 185 248	2 862.318 270	84.3	2 247 366
河　南	1 991.07	27 711 215	2 923.123 945	87.2	1 253 923
湖　北	2 396.66	17 353 409	2 965.380 895	92.4	2 055 039
湖　南	2 168.01	16 377 523	2 414.495 503	86.4	654 194
广　东	2 641.11	40 623 907	3 744.484 008	83.5	2 382 613
广　西	1 910.10	13 826 573	2 882.938 490	89.8	507 967
海　南	2 442.50	1 647 423	1 808.367 728	79.4	24 395
重　庆	2 746.30	7 365 990	2 441.494 862	86.8	297 737
四　川	2 305.81	27 769 296	3 384.848 367	89.6	1 521 865
贵　州	1 846.75	9 169 340	2 597.546 742	80.9	131 664
云　南	1 967.16	9 822 719	2 071.429 566	82.9	64 096
西　藏	2 580.03	1 202 163	3 710.379 630	73.2	124 358
陕　西	2 977.53	8 285 540	2 184.429 212	83.4	210 992
甘　肃	2 199.13	8 332 551	3 204.827 308	82.2	333 530
青　海	3 004.89	1 616 087	2 748.447 279	76.0	237 751
宁　夏	3 125.39	2 112 137	3 161.881 737	83.2	129 255
新　疆	3 266.62	6 900 713	2 924.030 932	86.9	411 811

附录Ⅱ-2b 健康服务

健康服务 / 地区	每万人口家庭卫生服务人次数（人次/万人）	每千老年人口养老床位（张/千人）	每千人口卫生技术人员数（人/千人）	公众健康教育活动（次）	每万人口公众健康教育活动（次/万人）
北　京	345.106 863	29.0	10.4	360	0.165 822
天　津	93.814 480	23.7	5.9	456	0.294 764
河　北	106.447 138	40.9	5.0	3 401	0.458 047
山　西	160.819 869	16.3	5.8	974	0.265 830
内蒙古	191.570 291	56.7	6.5	7 076	2.818 001
辽　宁	160.981 972	21.1	6.0	2 833	0.646 508
吉　林	76.911 006	14.3	5.8	989	0.359 244
黑龙江	138.256 034	27.0	5.6	2 852	0.748 164
上　海	469.110 145	27.2	7.0	570	0.236 025
江　苏	331.472 166	41.0	6.1	2 212	0.277 332
浙　江	203.290 486	51.7	7.3	2 291	0.413 613
安　徽	109.699 219	36.1	4.6	1 064	0.173 177
福　建	136.055 223	24.9	5.5	1 221	0.318 052
江　西	71.330 048	30.9	4.6	3 880	0.849 759
山　东	228.228 496	37.1	6.3	2 995	0.304 154
河　南	132.270 359	24.2	5.5	7 619	0.803 692
湖　北	351.168 660	30.1	6.3	1 952	0.333 561
湖　南	96.446 115	19.2	5.5	5 340	0.787 262
广　东	219.615 909	19.9	5.7	2 509	0.231 266
广　西	105.914 721	25.8	5.7	1 292	0.269 391
海　南	26.778 266	17.6	6.0	372	0.408 342
重　庆	98.686 443	33.2	5.5	607	0.201 193

（续表）

健康服务／地区	每万人口家庭卫生服务人次数（人次/万人）	每千老年人口养老床位（张/千人）	每千人口卫生技术人员数（人/千人）	公众健康教育活动（次）	每万人口公众健康教育活动（次/万人）
四　川	185.502 804	30.7	5.8	7 282	0.887 616
贵　州	37.298 584	35.3	5.3	2 251	0.637 677
云　南	13.516 660	19.9	4.8	5 362	1.130 747
西　藏	383.820 988	61.9	4.4	265	0.817 901
陕　西	55.626 681	23.6	7.0	5 181	1.365 937
甘　肃	128.280 769	33.8	5.0	4 010	1.542 308
青　海	404.338 435	31.6	6.0	1 483	2.522 109
宁　夏	193.495 509	30.4	6.2	516	0.772 455
新　疆	174.496 186	24.8	6.9	443	0.187 712

附录Ⅱ-3　健康管理

健康管理／地区	死亡率（‰）	预期寿命（岁）	孕产妇系统管理率（%）	甲乙类法定报告传染病病死率（%）	肺结核发病率（1/10万）	医疗卫生机构急诊病死率（%）
北　京	4.95	80.18	95.9	0.82	31.97	0.08
天　津	5.61	78.89	92.4	0.45	19.52	0.07
河　北	5.79	74.97	90.0	0.27	46.11	0.18
山　西	5.56	74.92	87.0	0.34	42.32	0.15
内蒙古	5.32	74.44	94.1	0.38	47.71	0.11
辽　宁	6.59	76.38	92.1	0.57	53.72	0.12
吉　林	5.53	76.18	92.3	0.70	56.45	0.10
黑龙江	6.60	75.98	94.1	0.71	86.73	0.13

（续表）

健康管理 地区	死亡率（‰）	预期寿命（岁）	孕产妇系统管理率（%）	甲乙类法定报告传染病病死率（%）	肺结核发病率（1/10万）	医疗卫生机构急诊病死率（%）
上　海	5.07	80.26	95.2	0.45	27.56	0.12
江　苏	7.03	76.63	100.0	0.43	39.52	0.04
浙　江	5.50	77.73	96.8	0.62	50.80	0.03
安　徽	5.94	75.08	85.3	0.51	58.44	0.07
福　建	6.10	75.76	91.4	0.43	44.82	0.03
江　西	6.24	74.33	89.4	0.85	71.63	0.04
山　东	6.67	76.46	91.5	0.29	33.06	0.17
河　南	7.05	74.57	86.0	1.52	62.74	0.08
湖　北	5.83	74.87	92.6	0.78	78.14	0.06
湖　南	6.86	74.70	91.3	1.13	83.00	0.03
广　东	4.32	76.49	91.8	0.97	74.12	0.03
广　西	6.15	75.11	97.1	6.11	96.41	0.03
海　南	6.00	76.30	86.7	0.86	97.92	0.04
重　庆	7.19	75.70	90.1	2.07	75.00	0.08
四　川	6.94	74.75	93.9	2.32	67.13	0.07
贵　州	7.20	71.10	90.3	2.11	133.46	0.04
云　南	6.48	69.54	92.8	4.20	54.42	0.04
西　藏	5.10	68.17	71.0	0.60	140.20	0.08
陕　西	6.28	74.68	95.5	0.50	56.66	0.09
甘　肃	6.15	72.23	94.2	0.45	54.92	0.11
青　海	6.17	69.96	91.6	0.63	123.26	0.26
宁　夏	4.58	73.38	96.8	0.51	42.23	0.12
新　疆	4.51	72.35	85.2	4.30	184.53	0.15

附录Ⅱ-4a　健康保障

健康保障／地区	城镇居民人均可支配收入（元/人）	农村居民人均可支配收入（元/人）	失业保险参保人数（万人）	失业保险参保人数年均增加率（%）	工伤保险参保人数（万人）	参加工伤保险人数年均增长率（%）
北　京	52 859.2	20 568.7	1 082.3	2.383 880	1 020.1	6.149 844
天　津	34 101.3	18 481.6	295.3	2.677 330	385.6	11.703 360
河　北	26 152.2	11 050.5	511.0	0.452 133	809.7	3.980 994
山　西	25 827.7	9 453.9	411.3	0.883 002	573.1	1.775 884
内蒙古	30 594.1	10 775.9	242.1	2.454 507	297.1	2.483 615
辽　宁	31 125.7	12 056.9	665.3	0.150 534	918.6	1.716 310
吉　林	24 900.9	11 326.2	261.2	0.966 370	435.6	4.812 320
黑龙江	24 202.6	11 095.2	312.8	−34.615 385	512.0	1.285 856
上　海	52 961.9	23 205.2	641.8	1.214 320	932.9	1.347 094
江　苏	37 173.5	16 256.7	1 490.9	3.340 958	1 594.1	3.506 266
浙　江	43 714.5	21 125.0	1 260.2	4.122 945	1 930.1	1.616 300
安　徽	26 935.8	10 820.7	436.6	3.459 716	528.9	4.052 725
福　建	33 275.3	13 792.7	546.3	4.235 833	691.0	10.154 631
江　西	26 500.1	11 139.1	281.5	3.568 801	500.6	8.542 931
山　东	31 545.3	12 930.4	1 203.8	4.288 313	1 473.5	3.658 108
河　南	25 575.6	10 852.9	783.3	1.293 159	856.7	6.329 899
湖　北	27 051.5	11 843.9	528.4	1.811 175	640.1	10.993 584
湖　南	28 838.1	10 992.5	521.2	2.296 369	778.0	4.024 602
广　东	34 757.2	13 360.4	2 930.1	3.165 270	3 122.7	0.973 291
广　西	26 415.9	9 466.6	273.2	5.482 625	360.5	6.593 732
海　南	26 356.4	10 857.6	164.8	4.634 921	131.5	4.282 316
重　庆	27 238.8	10 504.7	439.5	0.091 095	428.5	0.563 248

（续表）

健康保障 / 地区	城镇居民人均可支配收入（元/人）	农村居民人均可支配收入（元/人）	失业保险参保人数（万人）	失业保险参保人数年均增加率（%）	工伤保险参保人数（万人）	参加工伤保险人数年均增长率（%）
四 川	26 205.3	10 247.4	661.0	3.963 511	753.2	6.129 350
贵 州	24 579.6	7 386.9	205.3	6.982 804	290.2	5.374 001
云 南	26 373.2	8 242.1	243.3	2.701 562	368.1	7.726 076
西 藏	25 456.6	8 243.7	11.4	−8.800 000	26.9	10.699 588
陕 西	26 420.2	8 688.9	347.7	0.987 511	427.3	5.767 327
甘 肃	23 767.1	6 936.2	162.8	0.246 305	182.6	4.283 267
青 海	24 542.3	7 933.4	40.1	2.035 623	58.0	6.032 907
宁 夏	25 186.0	9 118.7	76.6	4.217 687	80.8	−1.703 163
新 疆	26 274.7	9 425.1	294.9	1.619 573	324.4	1.948 460

附录Ⅱ-4b 健康保障

健康保障 / 地区	基本医疗保险参保人数（万人）	基本医疗保险参保人数年均增长率（%）	城镇职工基本养老保险参保人数（万人）	城镇职工基本养老保险参保人数年均增长率（%）	城镇登记失业率（%）	城市最低生活保障平均标准增长率（%）
北 京	1 656.6	3.259 989	1 424.2	2.269 137	1.4	12.1
天 津	1 054.1	2.979 680	565.2	3.630 363	3.5	6.7
河 北	1 663.7	−1.991 163	1 320.5	4.635 499	3.6	14.1
山 西	1 113.8	1.144 206	714.3	3.222 543	3.5	9.3
内蒙古	1 008.1	1.001 904	579.0	10.306 725	3.7	4.6
辽 宁	2 396.2	0.377 011	1 780.2	0.621 750	3.4	10.0
吉 林	1 380.6	0.043 478	693.6	2.497 414	3.5	15.1

（续表）

健康保障 地区	基本医疗保险参保人数（万人）	基本医疗保险参保人数年均增长率（%）	城镇职工基本养老保险参保人数（万人）	城镇职工基本养老保险参保人数年均增长率（%）	城镇登记失业率（%）	城市最低生活保障平均标准增长率（%）
黑龙江	1 594.8	0.529 501	1 118.0	2.559 398	4.5	15.2
上　海	1 719.2	2.424 784	1 493.8	2.497 598	4.0	10.9
江　苏	4 014.3	5.709 019	2 779.9	3.269 066	3.0	10.5
浙　江	4 964.1	2.403 251	2 504.3	−1.715 071	2.9	11.2
安　徽	1 737.6	−1.070 371	857.5	3.412 928	3.1	10.8
福　建	1 301.2	0.634 184	883.7	4.173 052	3.7	11.3
江　西	1 530.4	2.422 701	823.1	5.000 638	3.4	5.7
山　东	9 235.8	131.589 769	2 477.5	4.527 044	3.4	8.2
河　南	2 344.9	0.209 402	1 508.7	5.385 583	3.0	6.4
湖　北	1 972.1	0.208 333	1 315.5	3.893 540	2.6	9.6
湖　南	2 662.3	15.716 956	1 160.1	3.682 188	4.1	−0.9
广　东	10 136.0	3.384 264	5 086.5	5.759 434	2.5	19.5
广　西	1 077.6	0.965 052	576.6	3.407 461	2.9	1.6
海　南	389.8	0.775 595	249.8	3.095 336	2.3	7.4
重　庆	3 266.3	0.291 697	849.3	2.883 101	3.6	6.4
四　川	2 650.7	2.879 876	1 939.0	5.397 619	4.1	9.7
贵　州	955.5	39.062 727	392.1	8.464 730	3.3	13.6
云　南	1 140.8	0.431 376	412.9	3.769 791	4.0	11.0
西　藏	61.8	4.923 599	16.2	6.578 947	2.5	23.5
陕　西	1 247.3	0.088 268	751.7	4.912 770	3.4	3.7
甘　肃	635.0	0.697 748	306.2	2.476 573	2.1	17.6
青　海	195.2	2.521 008	100.1	5.813 953	3.2	6.1
宁　夏	584.8	1.071 552	157.5	4.029 062	4.0	6.0
新　疆	891.0	0.666 591	499.4	1.752 241	2.9	9.6

附录Ⅱ–5　健康环境

健康环境 / 地区	建成区绿化覆盖率(%)	森林覆盖率(%)	生活垃圾无害化处理率(%)	城市道路面积(万 m^2)	人均城市道路面积(m^2/人)	废气中污染物总排放量(万吨)[1]	人均废气中污染物排放量(吨/人)
北　京	48.4	35.84	78.8	14 302	6.587 748	25.82	0.011 893
天　津	36.4	9.87	92.7	14 019	9.062 056	53.34	0.034 480
河　北	41.2	23.41	96.0	31 570	4.251 852	403.46	0.054 338
山　西	40.1	18.03	97.2	15 039	4.104 531	350.03	0.095 532
内蒙古	39.2	21.03	97.7	19 793	7.882 517	324.87	0.129 379
辽　宁	40.3	38.24	95.2	30 585	6.979 690	279.69	0.063 827
吉　林	36.1	40.38	84.7	17 010	6.178 714	131.19	0.047 653
黑龙江	35.8	43.16	78.2	18 651	4.892 707	174.52	0.045 782
上　海	38.5	10.74	100.0	10 317	4.272 050	59.21	0.024 518
江　苏	42.8	15.80	100.0	75 052	9.409 729	255.72	0.032 061
浙　江	40.6	59.07	99.2	39 293	7.093 880	147.57	0.026 642
安　徽	41.2	27.53	99.6	31 010	5.047 201	174.7	0.028 434
福　建	43.0	65.95	99.2	16 303	4.246 679	105.86	0.027 575
江　西	44.1	60.01	94.5	17 436	3.818 660	150.14	0.032 882
山　东	42.3	16.73	100.0	80 847	8.210 318	403.21	0.040 947
河　南	37.7	21.50	96.0	29 915	3.155 591	325.28	0.034 312
湖　北	37.5	38.40	91.5	31 852	5.442 925	151.29	0.025 853
湖　南	39.7	47.77	99.8	21 333	3.145 069	154.69	0.022 806

[1]　注：废气中污染物统计的是：二氧化硫+氮氧化物+烟粉尘。

（续表）

健康环境 地区	建成区绿化覆盖率（%）	森林覆盖率（%）	生活垃圾无害化处理率（%）	城市道路面积（万 m^2）	人均城市道路面积（m^2/人）	废气中污染物总排放量（万吨）	人均废气中污染物排放量（吨/人）
广　东	41.4	51.26	91.6	70 003	6.452 484	202.3	0.018 647
广　西	37.6	56.51	98.7	17 003	3.545 246	115.05	0.023 989
海　南	37.7	55.38	99.8	5 070	5.565 313	14.22	0.015 609
重　庆	40.3	38.43	98.6	16 128	5.345 708	102.56	0.033 994
四　川	38.7	35.22	96.8	27 937	3.405 290	165.61	0.020 186
贵　州	35.9	37.09	93.8	7 201	2.039 943	155.77	0.044 127
云　南	37.3	50.03	90.0	12 690	2.676 086	134.57	0.028 378
西　藏	42.6	11.98	—	1 891	5.836 420	7.52	0.023 210
陕　西	40.6	41.42	98.0	14 602	3.849 723	196.6	0.051 832
甘　肃	30.2	11.28	64.2	9 650	3.711 538	125.33	0.048 204
青　海	29.8	5.63	87.2	1 970	3.350 340	51.47	0.087 534
宁　夏	37.9	11.89	89.9	6 376	9.544 910	95.51	0.142 979
新　疆	37.5	4.24	80.9	12 827	5.435 169	211.07	0.089 436

附录Ⅲ
健康中国指数相关指标解释

每万人口医疗卫生机构数(个/万人):指从卫生行政部门取得《医疗机构执业许可证》、《计划生育技术服务许可证》,或从民政、工商行政、机构编制管理部门取得法人单位登记证书,为社会提供医疗保健、疾病控制、卫生监督服务或从事医学科研和医学在职培训等工作的单位。医疗卫生机构包括医院、基层医疗卫生机构、专业公共卫生机构、其他医疗卫生机构。

人均卫生费用(元/人):指一个国家或地区在一定时期内,为开展卫生服务活动从全社会筹集的卫生资源的货币总额,按来源法核算。它反映一定经济条件下,政府、社会和居民个人对卫生保健的重视程度和费用负担水平,以及卫生筹资模式的主要特征和卫生筹资的公平性合理性。

死亡率(‰):指在一定时期内(通常为一年)一定地区的死亡人数与同期内平均人数(或期中人数)之比,用千分率表示。

孕产妇系统管理率(%):指年内孕产妇系统管理人数与活产数之比,一般用百分率表示。孕产妇系统管理人数指按系统管理程序要求,妊娠至产后28天内接受过早孕检查、至少5次产前检查、新法接生和产后访视的产妇人数。

甲乙类法定报告传染病病死率(%):是指某年某地区甲、乙类法定报告传染病死亡数与发病数之比。

城镇居民人均可支配收入(元/人):是指反映居民家庭全部现金收入能用于安排家庭日常生活的那部分收入。它是家庭总收入扣除交纳的所得税、个人交纳的社会保障费以及调查户的记账补贴后的收入。

农村居民人均纯收入(元/人):指农村住户当年从各个来源得到的总收入相应地扣除所发生的费用后的收入总和。纯收入主要用于再生产投入和当年生活消费支出,也可用于储蓄和各种非义务性支出。“农民人均纯收入”是按人口平均的纯收入水平,反映的是一个地区农村居民的平均收入水平。

城镇登记失业率(%):城镇登记失业人员与城镇单位就业人员(扣除使用的农村劳动力、聘用的离退休人员、港澳台及外方人员)、城镇单位中的不在岗职工、城镇私营业主、个体户主、城镇私营企业和个体就业人员、城镇登记失业人员之和的比。

城市最低生活保障平均标准增长率(%):即统计年份比上一年增减百分比。

森林覆盖率(%):以行政区域为单位的森林面积占区域土地总面积的百分比。

生活垃圾无害化处理率(%):指报告期垃圾无害化处理量与垃圾产生量的比率。在统计时,如果生活垃圾产生量不易取得,可用清运量代替。

人均废气中主要污染物排放情况(万吨/人):废气中主要污染物排放情况=二氧化硫(万吨)+氮氧化物(万吨)+烟(粉)尘(万吨)。

附录Ⅳ

李克强总理在第九届全球健康促进大会开幕式上的致辞

（2016年11月21日，上海）

尊敬的陈冯富珍总干事，

各位嘉宾，

女士们，先生们，朋友们：

大家上午好！

健康是人全面发展、生活幸福的基石，也是国家繁荣昌盛、社会文明进步的重要标志。今天，第九届全球健康促进大会隆重举行，我谨代表中国政府，对会议的召开表示热烈祝贺，对各位嘉宾表示诚挚欢迎。

本届大会适逢首届全球健康促进大会召开30周年。30年前，《渥太华宪章》举起了"健康促进"的旗帜，引领了全球健康事业的发展潮流。30年来，在各国共同努力和世界卫生组织的大力推动下，世界人均预期寿命增长8岁以上，孕产妇死亡率、婴儿死亡率、5岁以下儿童死亡率总体降低了50%左右，实现了人类健康史上的新跨越。同时，我们也要看到，全球卫生与健康领域仍面临严峻挑战。传统的疾病和健康问题以及健康不平等状况依然突出，人口老龄化加快、跨境流动人口增加、疾病谱变化、生态环境和生活方式变化等又带来新的难题，人类面临着多重疾病威胁、多种健康因素影响交织的复杂局面。而世界经济复苏艰难曲折、增长走势分化，对增加卫生与健康资源有效供给、推动均衡合理配置造成了不利影响。促进人类健康任重而道远，实现人人享有卫生保健目标需要国际社会共同努力。

今年是联合国2030年可持续发展议程实施的第一年。本届大会以“可持续发展中的健康促进”为主题，强调健康促进在全球可持续发展中的地位和作用，这对于国际社会进一步凝聚共识、汇集力量，全面实现可持续发展议程的目标，必将产生重大而深远的影响。在此，我愿提出几点建议。

——加强政策对话，搭建健康治理合作平台。健康促进是人类的共同事业，各国应增强命运共同体意识，以实际行动携手合作。要搭建多层次、宽领域、机制化的对话合作平台，支持世界卫生组织提升在全球健康方面的领导力、协调力和执行力，推动各国完善健康立法，加大对危及健康的投资、贸易等行为监管力度，发挥好财税、金融等政策工具作用。要坚持共同但有区别的责任等原则，提高发展中国家参与的代表性和发言权，发达国家应承担更多责任、向发展中国家提供支持，推动全球健康治理更加公正合理。

——促进包容联动，构建全球公共卫生安全防控体系。面对重大公共卫生安全挑战，任何国家都难以独善其身。各国应加强卫生应急策略的沟通协调，完善全球疾病监测、预警和应急机制，加强信息通报、共享和人员培训，进一步提高全球应对突发公共卫生事件的能力。中国政府支持世界卫生组织建立应急队伍、设立应急基金，并呼吁发达国家加大对发展中国家公共卫生体系建设的支持，共同筑牢全球健康安全屏障。

——推动创新合作，增强健康供给和服务能力。科技创新是打开健康之门的金钥匙。各国应大力推动健康科技研发，积极开展双边、多边务实合作，加强前沿性、原创性联合攻关，集中力量攻克人类健康面临的共同难题。要围绕抗生素耐药防控、先进医疗技术、药物研制、节能减排和环境治理等领域，拓展交流合作网络、共建创新创业平台，推动科技成果在更广范围转化共享，让更多民众受益。

——倡导互学互鉴，促进传统医学和现代医学融合发展。在漫长的历史长河中，不同国家和民族都形成了各具特色、各有优长的健康观和传统医学。各国应以平等包容的胸怀对待彼此差异，发挥人文交流在推动健康合作中的独特作用，促进健康理念与健康文化互学互鉴。我们应加大对传统医学的推介力度，更好发挥传统医学在防病治病中的优势，积极发展传统医药服务贸易，推动传统医学与现代医学优势互补，共同为维护人类健康作出新贡献。

女士们、先生们、朋友们，

中国是健康促进的积极倡导者，也是坚定践行者。新中国成立特别是改革开放以来，我们在经济发展水平还不高的条件下，大力发展医药卫生事业，显著改善了人民的健康水平，走出了一条符合中国国情的卫生与健康发展道路。2009年中国启动实施了新一轮医药卫生体制改革，确立了把基本医疗卫生制度作为公共产品向全民提供的核心理念，提出了保基本、强基层、建机制的基本原则，取得了重大阶段性成效。我们织起了覆盖13亿多人的全民基本医保网，为人人病有所医提供了制度保障。我们加强农村三级基本医疗卫生服务网络和城市社区卫生服务机构建设，让人民群众看病更加方便可及。我们大力推进公共卫生服务均等化，为所有城乡居民免费提供基本公共卫生服务。中国在公共卫生服务领域投入的经费逐年提高并将继续增加。我们在破解医改这个世界性难题上，探索出了中国式解决办法。目前，中国人均预期寿命达到76.3岁，孕产妇死亡率下降到20.1/10万，婴儿死亡率下降到8.1‰。这些指标总体上优于中高收入国家平均水平。在我们这样一个有着13亿多人口的最大发展中国家，取得这样的成就是很不容易的。

当前，中国正处于全面建成小康社会的决胜阶段。前不久，中国召开了新世纪第一次全国卫生与健康大会。习近平主席发表重要讲话，从国家发展的战略和全局高度，深刻阐述了建设健康中国的总体要求、目标任务，明确提出了“以基层为重点，以改革创新为动力，预防为主，中西医并重，将健康融入所有政策，人民共建共享”的卫生与健康工作方针。我们颁布了《“健康中国2030”规划纲要》，目标是力争到2030年人人享有全方位、全生命周期的健康服务，人均预期寿命达到79岁，主要健康指标进入高收入国家行列。为此，我们将在以下方面做出不懈努力。

——切实把卫生与健康放在优先发展的战略地位，促进人民健康与经济社会协调发展。要坚持在发展理念中充分体现健康优先，在经济社会发展规划中突出健康目标，在公共政策制定实施中向健康倾斜，在财政投入上着力保障健康需求，努力为全体人民提供基本卫生与健康服务。

——构建全程健康促进体系，全周期维护和保障人民健康。人从出生到生命终点，健康影响因素众多。我们要为人民群众提供全生命周期的卫生与健康服务。要着力抓好预防保健，加大干预力度，争取让群众不得病、少得病。要大力加强健康教育，广泛普及健康知识和技能，深入开展全民健身运动，强化个人健康意识和责任，培育人人参与、人人尽力、人人享有的健康新生态。要加强重大疾病防控，优化防治策略，实行联防联控、群防群控、综合防控，努力消除和遏制重大疾病对群众健康的影响。要加强环境污染治理，为保障人民健康营造良好环境。

——着力强基层、补短板，促进健康公平可及。中国卫生与健康事业的最大短板，仍然在基层特别是农村和贫困地区。我们将统筹城乡区域发展和新型城镇化建设，加大对基层卫生与健康事业的投入，推动重心下沉，通过培养全科医生、实施远程医疗、加强对口支援等提升基层防病治病能力，积极发挥中医药作用，织密织牢人民群众看病就医安全网。实施健康扶贫工程，加大对贫困地区大病保险，医疗救助支持力度，切实解决因病致贫返贫问题，逐步缩小城乡、地区、人群基本卫生健康服务差距。

——进一步深化医药卫生体制改革，建立健全覆盖城乡的基本医疗卫生制度。中国医药卫生体制改革已进入深水区和攻坚期。我们将以更大的勇气和智慧攻坚克难，进一步深化公立医院改革，加快建立分级诊疗体系，破除行政壁垒，加强各级各类医疗卫生机构联合协作，不断增加优质医疗服务供给，提高基层医疗服务能力和水平，目前一些地方推动大、中、小医院和乡镇医院建立医疗共同体，让人民群众享有更加便利、成本更低的医疗服务，已经取得成效。我们将完善全民基本医保制度，推进支付方式改革，推动城乡居民医保制度整合和全国医保信息联网，提高保障水平和运行效率；改革药品供应保障体系，让人民群众用上安全有效的药品。我们将更加注重医疗、医保、医药“三医”联动改革，充分调动医务人员积极性，要让他们得到社会尊重，努力增强医疗卫生体系的生机活力和发展后劲。

——大力发展健康产业，不断满足群众多样化健康需求。随着生活水平提高和健康观念增强，人民群众对健康产品和服务的需求持续增长，并呈现多层次、多元化、个性化的特征。满足这些需求，需要政府和市场协同发力。政府的主要职责是保基本、兜底线，非基本的多样化健康需求应充分发挥市场机制作用。要充分调动社会力量增加健康产品和服务供给的积极性，继续鼓励社会办医，使群众看病贵看病难的问题不断得到缓解，支持医药科技创新，促进健康与养老、旅游、互联网、健身休闲、食品等产业融合发展，推动健康领域的大众创业、万众创新，实施“互联网+健康”行动计划，促进健康新产业、新业态、新模式成长壮大。

中国积极倡导和促进全球卫生合作，努力承担应尽的国际责任和义务。半个多世纪以来，我们先后向67个国家和地区派遣2万多医护人员，救治患者2.6亿多人次。2014年西非爆发埃博拉出血热疫情后，中国迅速派出1 200多名医护人员和公共卫生专家，同疫区国人民并肩战斗，为战胜疫情贡献了中国力量。长期以来，世界卫生组织在应对传染病疫情、协调全球卫生事务方面发挥了突出作用，中国对此高度赞赏。我们将继续在联合国和世界卫生组织框架下，积极参与全球健康促进事业，为其他发展中国家提供力所能及的帮助。

女士们、先生们、朋友们，

健康是人类的永恒追求，健康促进是国际社会的共同责任。让我们携起手来，为建设一个更加美好的健康世界而不懈努力！

最后，预祝本次大会圆满成功！

谢谢大家！

附录V

参考文献

论著：

1　国家卫计委.《“健康中国2030”规划纲要》辅导读本[M].北京：人民卫生出版社，2017.

2　国家卫计委.健康中国2030热点问题专家谈[M].北京：中国人口出版社，2016.

3　中国医疗事业发展基金会等.健康服务产业蓝皮书系列：中国健康服务产业发展报告2016—2017[M].北京：当代中国出版社，2018.

4　郑文韬.迈向健康中国——卫生改革路线图构想[M].上海：同济大学出版社，2017.

5　黄开斌.健康中国——国民健康研究[M].北京：红旗出版社，2016.

6　王培玉主编.健康管理学[M].北京：北京大学医学出版社，2012.

7　哈维·戴蒙德.健康生活新开始[M].海口：南海出版社，2010.

8　田艳芳.健康对中国经济不平等的影响[M].北京：中央编

译出版社,2015.

9 周向红.健康城市：国际经验与中国方略[M].北京：中国建筑工业出版社,2008.

10 胡伟略.人口健康发展经济学研究[M].北京：中国社会科学出版社,2015.

11 封进.健康需求与医疗保障制度建设：对中国农村的研究[M].上海：格致出版社,2009.

12 凌莉.中国人口流动与健康[M].北京：中国社会科学出版社,2015.

13 梁君林.人口健康与中国健康保障制度研究[M].北京：群言出版社,2006.

14 林志强.健康权研究[M].北京：中国法制出版社,2010.

15 陈小申.中国健康传播研究[M].北京：中国传媒大学出版社,2009.

16 王卫国，徐勇主编.现代健康城市科学管理探索与研究[M].北京：光明日报出版社,2014.

17 王彦峰.中国健康城市建设研究(英文版)[M].北京：人民出版社,2013.

18 孟庆跃.创新建设健康中国的动力[J].中国卫生,2016(1).

19 王勇，林晓红，周双超.健康中国建设中人口问题与对策建议[J].人口与计划生育,2016(1).

20 李滔，王秀峰.健康中国的内涵与实现路径[J].卫生经济研究,2016(1).

21 肖月.推进“健康中国”建设的目标、路径及任务浅析[J].人口与计划生育,2016(2).

22 方鹏骞，闵锐.新常态下的健康中国建设[J].中国卫生,2016(3).

23 张菀航.以五大发展理念引领“健康中国”建设[J].中国发展观察,2016(3).

24 莫于川.健康中国视野下的公众参与食品安全治理[J].行政管理改革,2016(2).

25 戴秀英.以五大发展理念指引健康中国建设——学习中共十八届五中全会精神体会[J].前进论坛,2016(3).

26 任学锋.“健康中国2020战略研究报告”对我国健康教育事业发展的几点启示[J].中国健康教育,2014(12).

27 苏剑一.打造“健康中国”需先强基层[J].中国卫生人才,2015(4).

28 袁其伦.健康中国战略实施的突破口在新医药学[J].中国医药指南,2015(17).

29 谢和成.马克思卫生思想视域下构建健康中国的研究[J].中国农村卫生事业管理,2015(7).

30 苏剑一.推进“健康中国”建设需贯彻五大理念[J].中国卫生人才,2015(12).

31 刘硕,张士靖.美国健康战略及其对“健康中国2020”的启示[J].医学信息学杂志,2011(9).

32 杨善发.实施“健康中国”战略确立卫生事业国策地位[J].中国农村卫生事业管理,2009(9).

33 王汝宽,田玲,代涛,等.健康中国2020战略规划科技支撑需求与挑战[J].中国卫生政策研究,2009(7).

34 匡莉,任娜,黄奕祥.“健康中国2020”卫生筹资总体方案的循证研究[J].中国卫生经济,2008(5).

35 佚名.推进健康中国战略 关注紧缺人才培养——本刊专访全国政协委员中华护理学会李秀华理事长[J].中华护理杂志,2016(4).

36 詹洪春,刘志学,李斌.“四个全面”战略布局推进“健康中国”建设[J].中国医药导报,2016(8).

37　詹洪春,刘志学.助力“健康中国”,让中医药完善养老服务模式——访全国政协委员、中国中医科学院广安门医院院长王阶教授[J].中国医药导报,2016(8).

38　王国军.布局“健康中国”[J].中国保险,2016(5).

39　王文娟,付敏.“健康中国”战略下医疗服务供给方式研究[J].中国行政管理,2016(6).

40　张敏,高博,张力文等.基于“健康中国2020”目标的二维人口健康不公平指数研究[J].西北人口,2010(3).

41　胡小璞.“健康中国2020”战略的制度经济学分析[J].生产力研究,2014(5).

42　佚名.健康中国、医疗卫生改革与科学健康观研讨会[J].中国医学伦理学,2014(4).

43　刘继同,郭岩.从公共卫生到大众健康:中国公共卫生政策的范式转变与政策挑战[J].湖南社会科学,2007(2).

统计年鉴:

1　中华人民共和国国家统计局编.2016中国统计年鉴[J].北京:中国统计出版社,2016.

2　中华人民共和国国家统计局编.2015中国统计年鉴[J].北京:中国统计出版社,2015.

3　国家卫生和计划生育委员会编.2016中国卫生和计划生育统计年鉴[J].北京:中国协和医科大学出版社,2016.

4　国家卫生和计划生育委员会编.2015中国卫生和计划生育统计年鉴[J].北京:中国协和医科大学出版社,2015.

5　中华人民共和国民政部编.2016中国民政统计年鉴[J].北京:中国统计出版社,2016.

6 中华人民共和国民政部编.2015中国民政统计年鉴[J].北京:中国统计出版社,2015.

7 中华人民共和国国家统计局编.2016国际统计年鉴[J].北京:中国统计出版社,2016.

8 中华人民共和国国家统计局编.2015国际统计年鉴[J].北京:中国统计出版社,2015.

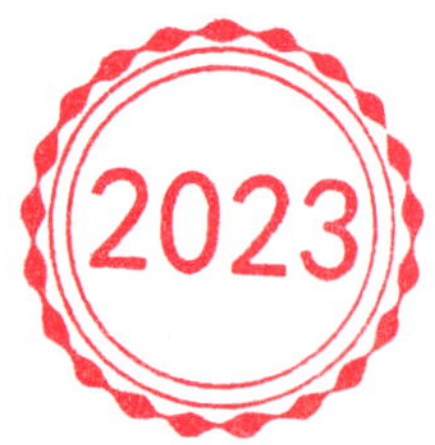
2023